Heilender

HANF

AF626534

STYRIA
BUCHVERLAGE

© 2018 by Kneipp Verlag
in der Verlagsgruppe Styria GmbH & Co KG
Wien – Graz
Alle Rechte vorbehalten.
ISBN 978-3-7088-0741-6

Bücher des Kneipp Verlages gibt es
in jeder Buchhandlung und unter
www.kneippverlag.com

www.facebook.com/KneippVerlagWien

Fotos:
iStock by Getty Images: S. 6 Instants, 10-11 Karl-Friedrich Hohl, 16 mustafagull, 17 AlenaPaulus, 22 Nastasic, 26 Nomad, 27 OlegMalyshev, 38 CasarsaGuru, 40 vikif, 45 xrender, 47 Sinhyu, 53 blackzheep, 64 Oksana_S, 66 Dreamer Company, 67 egal, 72 egal, 73 torstengrieger, 74 PeoGeo, 79 MarinaVarnava, 81 kokouu, 83 OlegPhotoR, 84 Creative-Family, 89 samael334, 90 eskymaks, 93 Amguy, 101 Jelena990, 102 molka, 104 letty17, 112 belchonock, 122 Sinhyu, 126 Creative-Family, Illustrationen Kästen Johny87
René Strasser: S. 7, 8, 9, U4
Alexander Thurner: S. 18-19, 56
Fotolia: Cover Lukas Gojda, S. 97 heikoknaack

Cover: Oskar Kubinecz
Grafikdesign: Oskar Kubinecz, www.kubinecz.at
Lektorat: Kneipp Verlag

Druck und Bindung: FINIDR, s.r.o.
Printed in the EU
7 6 5 4

Alexander Thurner
Bettina Thurner · Patrick Thurner

Heilender HANF

Cannabis – die wiederentdeckte Naturmedizin

KNEIPP
VERLAG WIEN

Hinweis: Die Inhalte dieses Buches dienen ausschließlich der neutralen Information und allgemeinen Weiterbildung. Der Text erhebt weder Anspruch auf Vollständigkeit noch kann die Aktualität und Ausgewogenheit der dargebotenen Information garantiert werden. Der Text dieses Buches ersetzt keinesfalls die spezifische fachliche Beratung durch einen Arzt oder Apotheker und darf nicht als Grundlage zur eigenständigen Diagnose und zu Beginn, Änderung oder Beendigung einer Behandlung von Krankheiten verwendet werden. Konsultieren Sie bei gesundheitlichen Fragen oder Beschwerden immer den Arzt Ihres Vertrauens! Autoren und Verlag übernehmen keine Haftung für Unannehmlichkeiten oder etwaige Schäden, die sich aus der Anwendung der hier dargestellten Information ergeben.

Inhalt

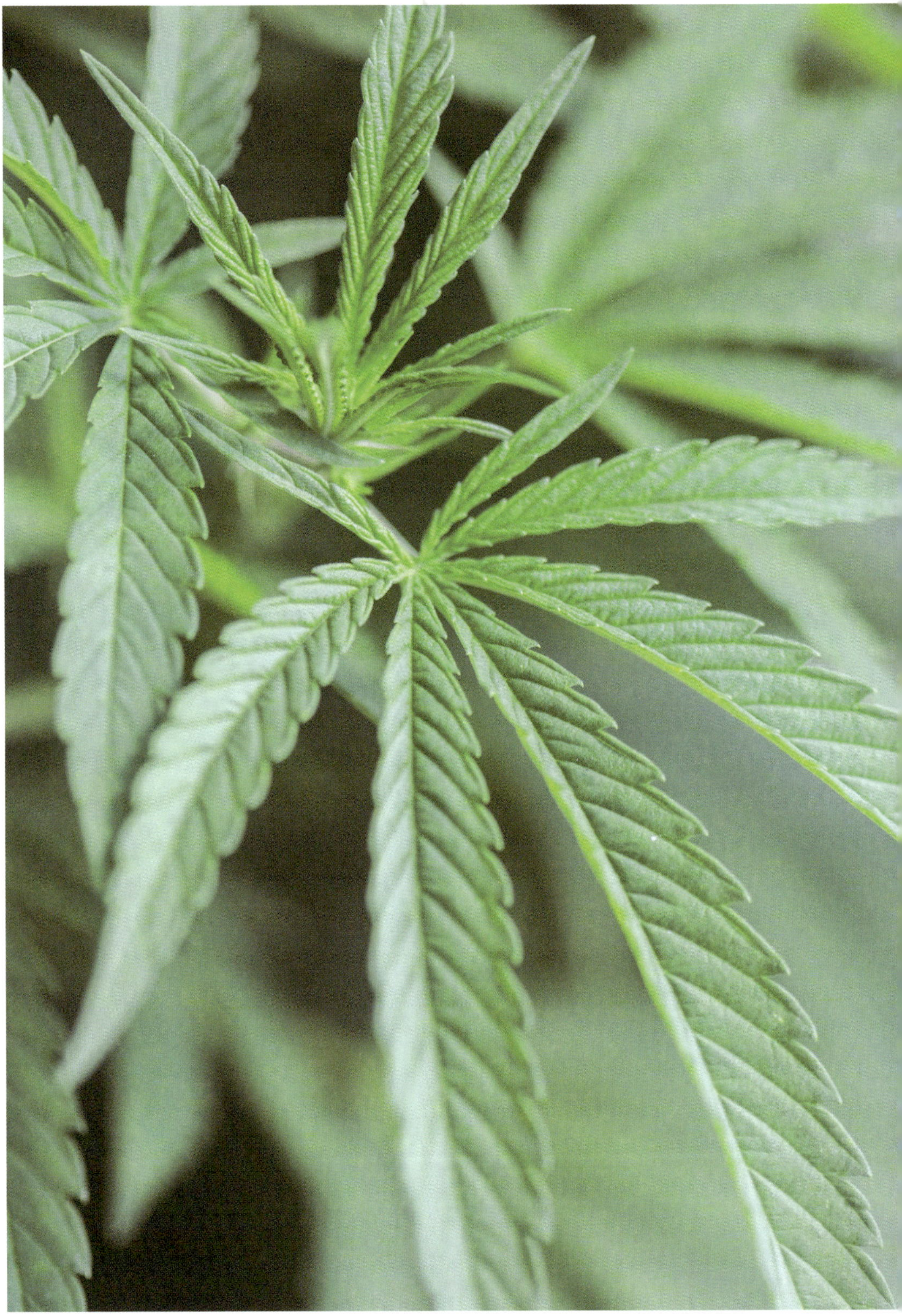

Alexander Thurner, Jurist und Geschäftsführer a-ware

Wie ich auf den Hanf gekommen bin? Nun, ich war als Sportler auf der Suche nach einer alternativen Proteinquelle, weil ich das sogenannte Whey-Protein (ein Nebenprodukt der Käseherstellung) nicht vertrug – was sich eher untypisch äußerte. Zunächst zeigten sich außer den üblichen Blähungen keine weiteren negativen Auswirkungen, aber es dauerte nicht lange und meine Mundwinkel waren offen. Häufige Ursache dafür, so ergaben meine Recherchen, ist ein Eisenmangel. Ich stieß auf wissenschaftliche Studien, die einen Eisenmangel mit dem Konsum von Kuhmilch in Verbindung brachten, insbesondere bei Kleinkindern. Ich bin zwar kein Kind mehr, aber als ich keine Milchproteinpräparate mehr zu mir nahm, verschwanden die offenen Mundwinkel (und auch die Blähungen!) sofort. Die Vermutung liegt also nahe, dass das Übel die hohe Konzentration der Milchproteine, kombiniert mit Calcium, war („normale" Milch und Käse genieße ich nach wie vor).

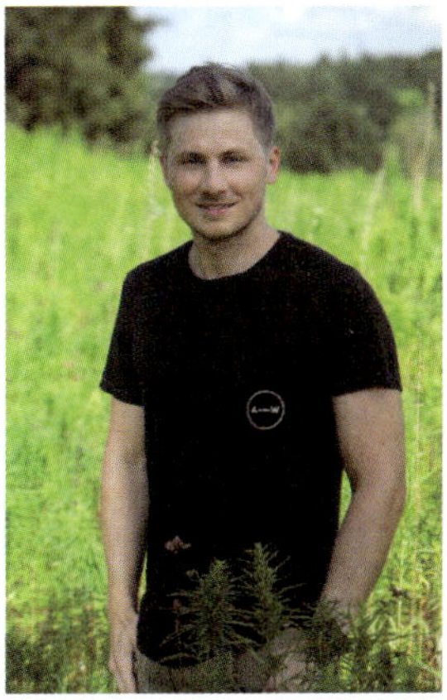

Durch meine Schwester entdeckte ich dann das Hanfprotein – der erste Eindruck war allerdings ernüchternd: Der Rohstoff kam vermutlich aus China, Geschmack und Körnung ließen stark zu wünschen übrig, der Eiweißgehalt war obendrein nicht besonders hoch – was angesichts des guten Aminosäureprofils und anderer positiver Eigenschaften sehr schade war, wie ich fand. Und so setzte ich, gemeinsam mit meinen Geschwistern, einem Arzt und einer Apothekerin, den nächsten Schritt: Wir begannen, in der familieneigenen Landwirtschaft in Greinbach bei Hartberg in der Steiermark selbst Bio-Hanf anzubauen. In weiterer – logischer – Folge gründeten wir ein Unternehmen, das hochwertige Sportnahrung und Lebensmittel aus Hanf erzeugt.

In meiner Tätigkeit als Geschäftsführer dieses Unternehmens ist es mir ein Anliegen, so viel wie möglich über die Cannabispflanze und ihre Wirkweise zu erfahren. Neben der einschlägigen Fachliteratur und diversen Studien sind dabei die Erfahrungsberichte und Rückmeldungen unserer Kunden ein wesentlicher Wissenspool.

In diesem Buch haben meine Geschwister und ich einen Teil dieses Wissens zusammengefasst. Wir möchten Ihnen vor allem eines zeigen, nämlich wie viel der – oft verschmähte – Hanf für unsere Gesundheit tun kann.

Bettina Thurner, Apothekerin und Hanfbäuerin

Als Apothekerin höre ich sehr oft die Lebens- und Leidensgeschichten meiner Kunden. Auch wenn diese Geschichten sehr unterschiedlich sind – immer kann man Erkenntnisse daraus gewinnen: Und so versuche ich, das, was ich dabei für meine Tätigkeit herausfiltere, täglich in die Praxis umzusetzen. Mein Herzblut gehört unter anderem der Phytotherapie (Pflanzenheilkunde) und dabei insbesondere der Gemmo- und Mykotherapie (in der Gemmotherapie verwendet man die Knospen und Triebe der Pflanzen, in der Mykotherapie Pilze).

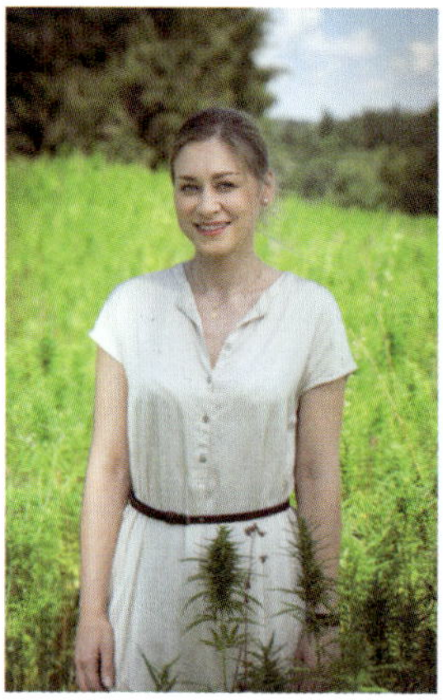

Durch dieses Interesse bin ich auch „auf den Hanf gekommen". Frisch und motiviert von einer Fortbildung nach Hause zurückgekehrt, präsentierte ich meinen Brüdern meine neueste Errungenschaft: einen Sack voller Hanfprotein. Die anfängliche Begeisterung legte sich aber bald, denn der Geschmack war nicht sehr überzeugend. Die Idee, selbst Hanf anzubauen, war dann schnell geboren – die gesundheitlichen Aspekte der Pflanze hatten uns in ihren Bann gezogen.

Nach einiger Zeit haben wir auch CBD (Cannabidiol) in unser Sortiment aufgenommen. In der Phytotherapie sind vor allem der Schmerzbehandlung Grenzen gesetzt und so kam mir dieser Wirkstoff sehr gelegen. Ich konnte nun auch Patienten, die unter chronischen Schmerzen litten, eine alternative Medizin anbieten: CBD wirkt wie herkömmliche schulmedizinische Schmerzmittel entzündungshemmend und schmerzstillend, hat aber nur marginale Nebenwirkungen.

Hanf ist kein Allheilmittel und jeder Mensch reagiert anders auf die verschiedenen Produkte und Arzneimittel. Sich in fachmännische Hände zu begeben, ist deshalb wirklich wichtig, vor allem, wenn es sich um eine Therapie mit dem Wirkstoff THC handelt. Diese Pflanze bietet aber Möglichkeiten und Alternativen, die heute langsam (wieder-)entdeckt werden – einige davon wollen wir in diesem Buch vorstellen.

Patrick Thurner, Allgemeinmediziner und Hanfbauer

Als Arzt versuche ich in meiner Praxis immer, auf die Bedürfnisse meiner Patienten so gut wie möglich einzugehen und die passende Therapie und Medizin zu finden – sei es ein schulmedizinisches Präparat oder eines aus dem komplementären Bereich, wie aus der klassischen Naturheilkunde, der Spagyrik oder der Homöopathie. Dabei leitet mich stets der Grundsatz der hippokratischen Tradition „primum non nocere, secundum cavere, tertium sanare" („erstens nicht schaden, zweitens vorsichtig sein, drittens heilen").

Bei der medizinischen Anwendung von Cannabis fällt es mir leicht, diesen Grundsatz zur Gänze zu erfüllen. Es freut mich, dass ich mit dieser Pflanze nicht nur als Landwirt, sondern auch als Arzt in Kontakt gekommen bin und dass sie gerade eine wahre Renaissance in der Medizin erlebt – und neue Möglichkeiten der Behandlung von leichteren, aber auch von schwerwiegenden Krankheiten bietet.

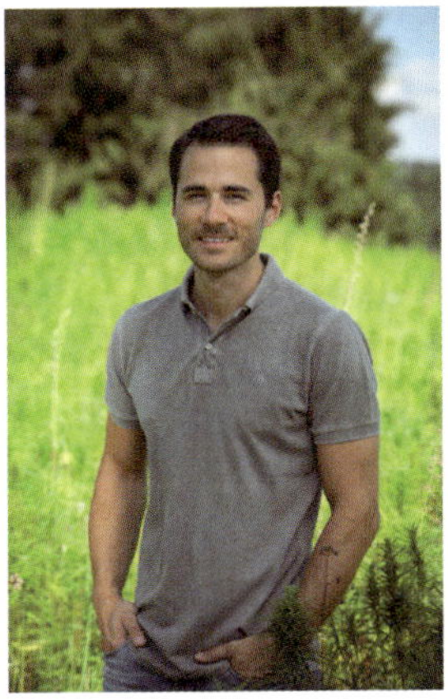

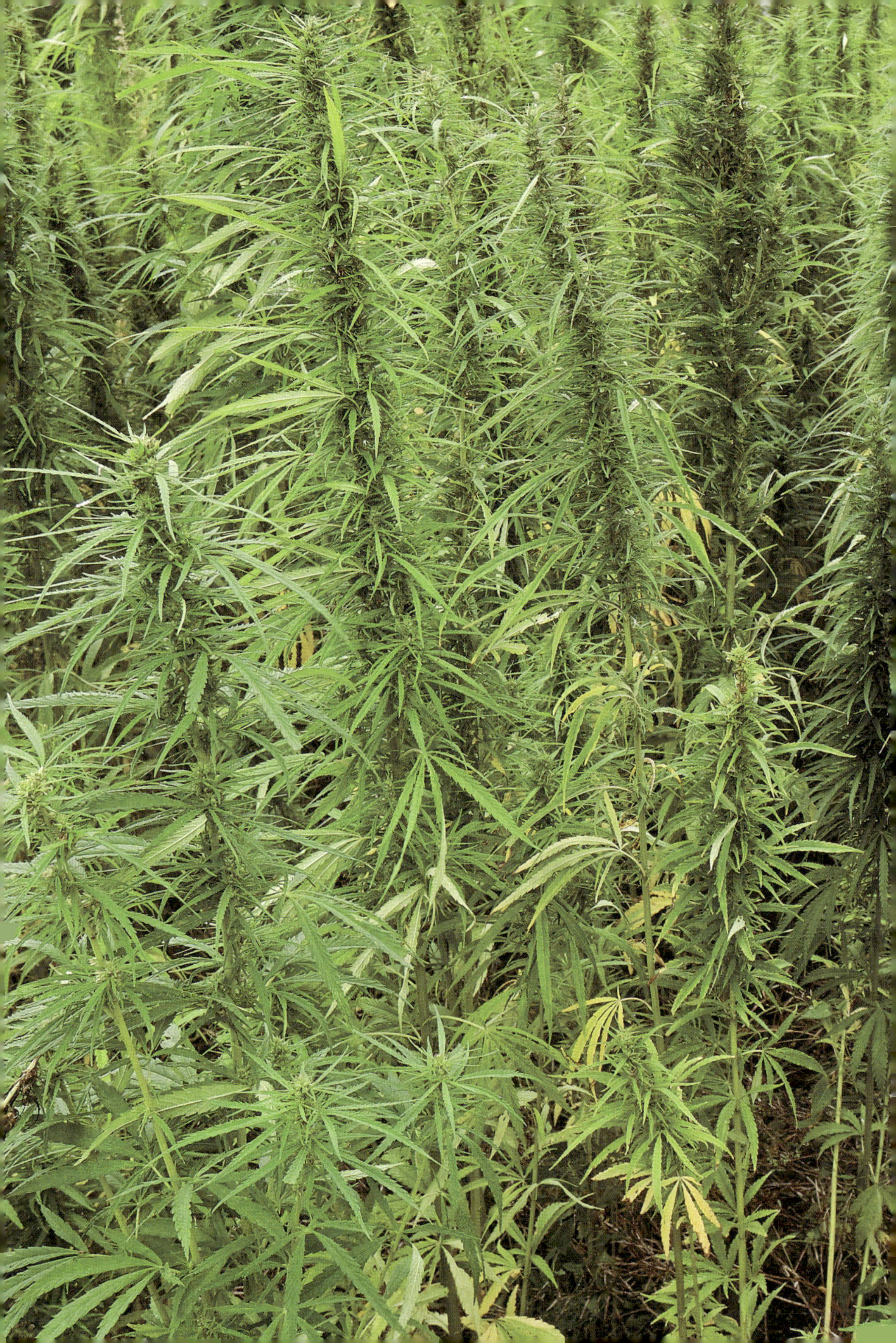

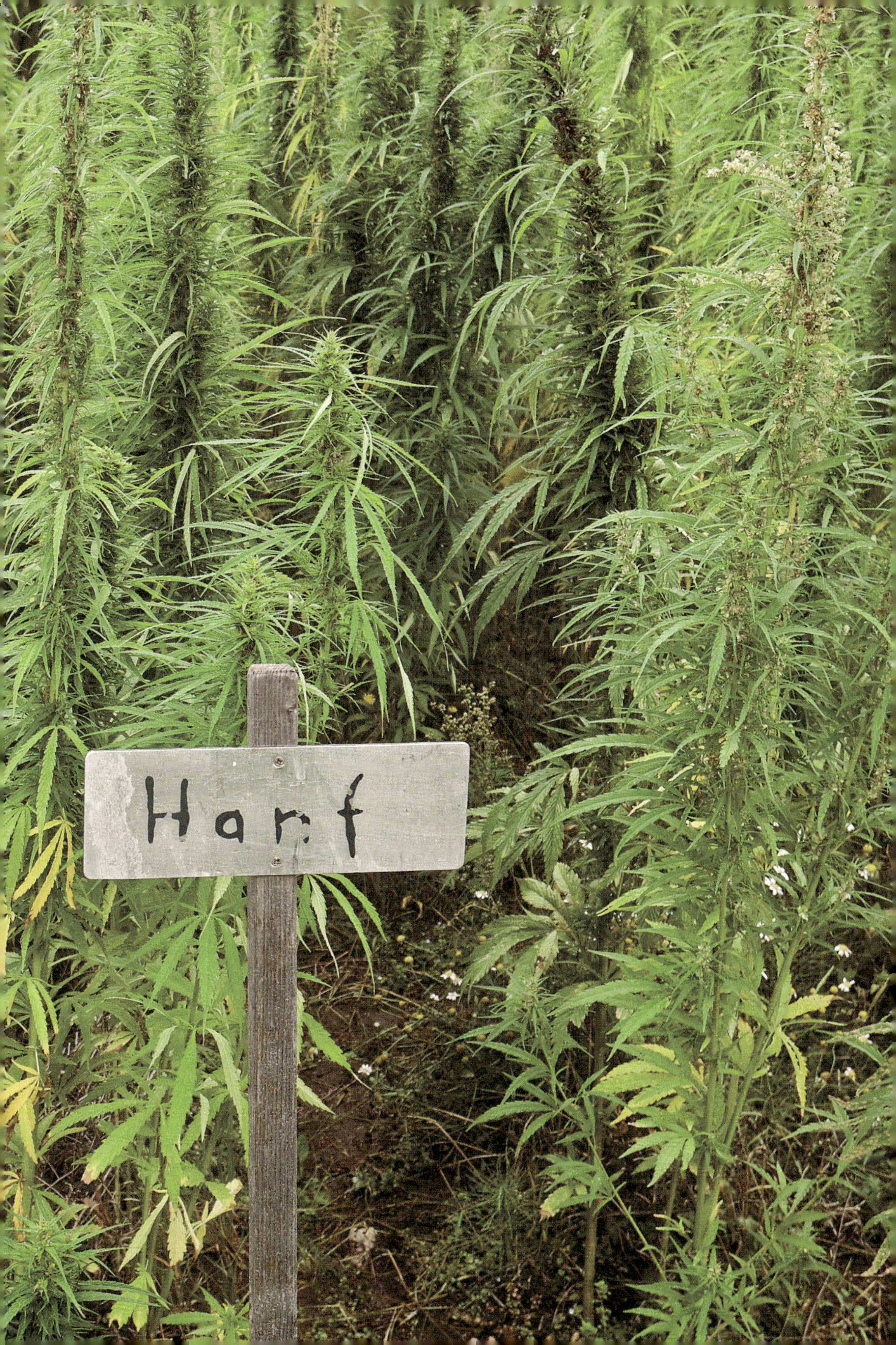
Hanf

Der Hanf

Der Hanf (lat. Cannabis) ist eine der ältesten Kulturpflanzen der Welt. Kultivierte und wild wachsende Sorten gedeihen im gemäßigten und tropischen Klima. Die Hanfpflanze zählt wie der Hopfen zur Familie der Cannabaceae und der Ordnung der rosenartigen Gewächse (Rosales). Zu dieser Pflanzenfamilie rechnet man insgesamt elf Gattungen und etwa 170 Arten. Ob es in der Gattung Cannabis mehrere Arten gibt oder nur eine Art mit mehreren Unterarten – darüber ist man sich allerdings nicht ganz einig.

Die Systematik des Hanfs ist also nicht ganz einfach – am häufigsten unterscheidet man heute:

- Cannabis ruderalis (die Wildform des Hanfes)
- Cannabis indica
- Cannabis sativa

Die Unterschiede zwischen diesen drei Gattungen in Bezug auf Wachstum und Vermehrung können mit den völlig verschiedenen Umweltbedingungen erklärt werden, denen der ursprünglich tropische Phänotyp der Cannabispflanze bei seiner Ausbreitung ausgesetzt war. Auch der Mensch hat diesbezüglich seinen „Beitrag" geleistet: Eingriffe in die Natur haben vor allem die Genpools der Indicas und Sativas erheblich beeinflusst.

Cannabis ruderalis (Synonym: Cannabis sativa var. spontanea)

Die Wildform des Hanfs wächst hauptsächlich in Asien, etwa verbreitet in russischen Auwäldern oder an Flussufern. Oft findet man ihn auch in der Nähe von Siedlungen, wo die Böden durch die vielen Abfälle nährstoffreich und feucht sind.

Cannabis ruderalis ist mit einer Wuchshöhe von bis zu 60 Zentimetern die kleinste Hanfpflanze. Der Stängel ist wenig belaubt und sehr dünn, weswegen er nur wenige Fasern enthält. Er ist kaum verzweigt und hat verhältnismäßig große Blätter. Der Wirkstoffgehalt der Pflanze ist mittelmäßig, mit einem höheren Anteil an CBD (Cannabidiol) als an THC (Tetrahydrocannabinol).

Cannabis indica

Als man in Indien den aus China kommenden Cannabis ruderalis kultivierte, entwickelte sich durch das tropische Klima eine neue Variante, nämlich Cannabis indica.

Der indische Hanf erreicht nur eine relativ geringe Wuchshöhe von 120 Zentimetern. Er ist faserarm, aber sehr stark verzweigt und dicht beblättert. Der Gehalt an psychoaktiven Wirkstoffen ist sehr hoch. Zu erkennen ist die Pflanze an ihrer konischen Form, wodurch sie aussieht wie ein kleiner Tannenbaum.

Cannabis sativa L.

Diese Kulturform des Hanfs wurde zur Fasergewinnung gezüchtet, sie stammt vom indischen Hanf ab. Wuchshöhen von etwa vier Metern sind keine Seltenheit. Cannabis sativa enthält nur sehr geringe Mengen psychoaktiver Wirkstoffe. Nutzhanf- bzw. Industriehanfsorten entsprechen in der Regel diesen Merkmalen.

Kurze Tage

Cannabis ist eine Kurztagpflanze – das bedeutet, dass die Blütenbildung meist erst angeregt wird, wenn die Nacht länger dauert als der Tag, davor wächst die Pflanze nur vegetativ. Je nach Genetik kann allerdings auch trotz ständiger Beleuchtung die Blüte einsetzen.

Männliche und weibliche Pflanzen

Hanf ist grundsätzlich eine diözische, d. h. eine zweigeschlechtliche Pflanze, wobei die weibliche Pflanze erst nach der männlichen reift und sich stärker entwickelt, d. h. sie zeigt eine stärkere Verzweigung und Belaubung.

An der weiblichen Pflanze befinden sich nach außen gestülpte Drüsen, die ein gelbbraunes, zähflüssiges und klebriges Harz ausscheiden. Dieses Harz besteht zu 90 Prozent aus Cannabinoiden, wie etwa dem psychotrop wirkenden THC. Die Bildung des Harzes wird proportional durch Wärme und Licht gesteigert.

Es gibt aber auch Zwischenformen, wie zum Beispiel Pflanzen mit weiblicher Wuchsform, die sowohl weibliche wie auch männliche Blüten tragen. Solche Züchtungen kommen insbesondere beim Anbau von Nutzhanf zum Einsatz, denn die Zweihäusigkeit der Pflanze ist aufgrund der unterschiedlichen Reifung beim Ernteprozess ein großer Nachteil.

Der Hanf als Nutzpflanze

Ein wichtiger und „alter“ Rohstoff

In den Hochkulturen dieser Erde spielte der Hanf eine entscheidende Rolle als enorm vielseitiger Rohstofflieferant. So gibt es zum Beispiel Funde aus der Zeit um 2800 v. Chr. – damals wurden in China Seile aus Hanffasern erzeugt. Verwendung fand die Pflanze vermutlich aber schon Jahrtausende davor.

In Europa setzte man ebenfalls auf den vielseitigen Hanf – mit dem Anbau in großem Stil begann man aber erst um 1700 in Russland. Ab Mitte des 19. Jahrhunderts wurden dabei immer mehr Hanfsamen aus China verwendet (davor hatte man in Europa fast ausschließlich auf heimische Hanfsamen gesetzt), wodurch viel größere Pflanzen mit Fasern höherer Qualität entstanden.

Bis weit ins 19. Jahrhundert wurden aus Hanffasern vor allem Segeltuch, Taue und Seile hergestellt, das Harz, das aus den Blütenständen ausgeschieden wird, wurde auch zu Heilzwecken verwendet.

„Hanfstars“

- 1455 druckte Gutenberg die erste Bibel auf Hanfpapier.
- 1492 segelte Kolumbus mit Segeln und Tauwerk aus Hanf nach Amerika.
- 1870 fertigte der Bayer Levi Strauss die ersten Jeans aus Hanf in den USA.

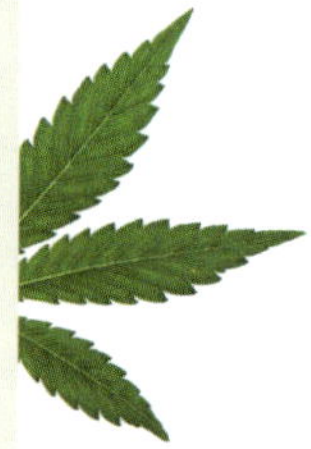

Wegen der psychoaktiven Wirkung des Harzes wurde der Hanfanbau schließlich, ausgehend von den USA, komplett verboten. Bei diesem Verbot wurde allerdings außer Acht gelassen, dass das berauschende Harz nur unter tropischen Klimabedingungen und nur vom indischen Hanf (Cannabis indica) in größeren Mengen produziert wird. Die Kulturform Cannabis sativa hingegen enthält den psychoaktiven Wirkstoff THC nur in geringen Mengen.

Marihuana Tax Act

> Nachdem der amerikanische Präsident Franklin D. Roosevelt 1933 die Alkohol-Prohibition aufgehoben hatte, fanden etwa achttausend Arbeitskräfte, Polizisten und Kontrollbeamte, im „Federal Bureau of Narcotics" Arbeit. Mit ihrer Hilfe organisierte Harry Anslinger, der Chef des Drogendezernates, eine groß angelegte Diffamierungskampagne gegen den Hanf und versuchte, Cannabis mit krimineller Energie in Verbindung zu bringen.
>
> Die Anti-Cannabis-Kampagne wurde von der amerikanischen Regierung geduldet und führte schließlich am 2. August 1937 zum „Marihuana Tax Act", der dem Hanfanbau in den USA letztlich ein Ende setzte, weil Steuern auf viele Hanfprodukte eingeführt wurden.

Viele meinen, das „Cannabis-Problem" sei auch mit finanzieller Unterstützung einiger Großindustrieller der Papier-, Nylon- und Holzindustrie geschaffen worden, um den unliebsamen Rohstoffkonkurrenten auf diese Art und Weise aus dem Weg zu räumen. Bemerkenswerterweise wurde es nämlich genau dann losgetreten, als neue Technologien und Maschinen die Verarbeitung der Hanfpflanze erheblich vereinfacht hätten. Die Maschinen kamen in den USA jedoch nie zum Einsatz. Am Ende spielten wohl viele Faktoren eine Rolle in der Marktverdrängung des Nutzhanfes.

Während der beiden Weltkriege erlebte der Hanf eine Wiedergeburt. Durch die Handelsembargos für exotische Fasern wurden in Deutschland kurzzeitig jede Menge strapazierfähiger Seile und Fasern für den Kriegseinsatz benötigt. Um den Anbau der Pflanze zu propagieren, veröffentlichte der deutsche Reichsnährstand „Die lustige Hanffibel". Auch in den USA kam es vermutlich zu einem Engpass an Fasern. Das US-Landwirtschaftsministerium produzierte sogar einen Film, der den Hanfanbau forcieren sollte („Hemp for Victory").

Nach dem 2. Weltkrieg wurde der Hanfanbau schließlich wieder verboten. Harry Anslinger war gerade zu den neu gegründeten Vereinten Nationen versetzt worden und besiegelte dort seine Anti-Cannabis-Kampagne mit der bis dato gültigen „Single-Convention" (Einheitsabkommen über die Betäubungsmittel) – sie klassifiziert Cannabis bis heute als eine der gefährlichsten Drogen der Menschheit.

Zu einer erneuten Renaissance des Hanfs als Nutzpflanze kam es erst in den 1990er-Jahren. Durch die Züchtung von Hanfsorten mit einem sehr geringen THC-Gehalt von weniger als 0,3 Prozent wurde der Hanfanbau in einigen Ländern wieder erlaubt. 1996 wurden die Auflagen zum Anbau gelockert. Der Hanf als Nutzpflanze wurde schließlich in den gemeinsamen Sortenkatalog der EU-Mitgliedsstaaten aufgenommen.

Nutzhanf in Europa

Heute darf eine Nutzhanfsorte, die im EU-Katalog gelistet ist, innerhalb der europäischen Union gehandelt und vermarktet werden, sie genießt Verkehrsfreiheit. Der EU-Katalog ist eine Auflistung jener national gelisteten Sorten, die die einzelnen Länder an die Europäische Kommission melden. In ihm sind auch Sorten aus den EFTA-Staaten (d. h. aus der Europäischen Freihandelsassoziation) aufgelistet, sofern sie die Anforderungen des EWR-Abkommens erfüllen. Zu den wenigen Ausnahmen, die nicht frei gehandelt werden dürfen, zählen zum Beispiel gentechnisch verändertes Saatgut oder gentechnisch veränderte Pflanzen. Voraussetzung für die Aufnahme in den EU-Sortenkatalog ist, dass die Sorte bereits in die jeweiligen nationalen Sortenlisten aufgenommen wurde.

Bodenansprüche

Die beste Voraussetzung für die Kultivierung von Hanf ist ein Boden, der tiefgründig und gut mit Wasser versorgt ist. Auch sollte er stickstoff-, humus- und kalkhaltig sein. Während sich nährstoffreiche Flusstäler sowie gut entwässertes Moorland optimal für den Hanfanbau anbieten, sind Sandböden, schwere Tonböden und generell Böden mit Staunässe ungeeignet.

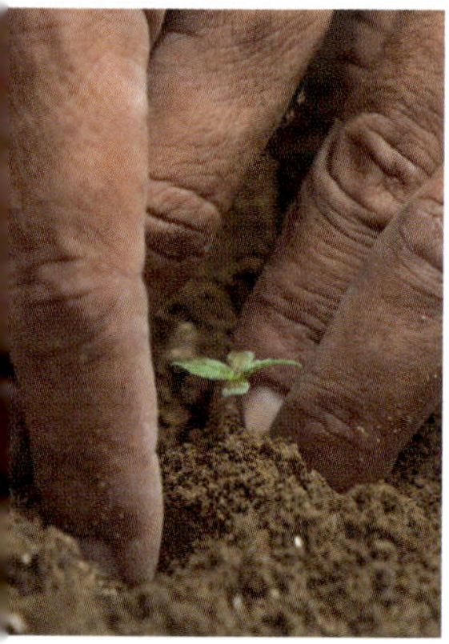

Hanf hat eine sehr gute Selbstverträglichkeit und kann aus diesem Grund auch mehrere Jahre hintereinander auf demselben Feld angebaut werden – eine gute Fruchtfolge ist jedoch immer besser als eine Monokultur. Die optimale Fruchtfolge vor dem Hanfanbau wäre: Halmfrüchte (Getreide), gefolgt von Leguminosen (zum Beispiel Soja), danach Hackfrüchte (zum Beispiel Mais).

Anbau

Die Aussaat des Hanfsamens findet zwischen April und Mitte Mai statt. Sorten, die früh zu reifen beginnen, können auch noch später angebaut werden. Die Mindestsaatmenge beträgt 20 kg/ha, die optimale Menge zwischen 25 und 30 kg/ha. Die Saattiefe beträgt je nach Bodenart zwischen zwei und vier Zentimeter. Will man als Biobetrieb möglichst viele Hanfsamen gewinnen, sollte man einen Reihenabstand von etwa 40 Zentimetern wählen.

Wenn die Temperaturen bei der Aussaat hoch genug sind und sich die jungen Hanfpflanzen schnell entwickeln, besteht kein Pflegebedarf. Bis zum Erscheinen des vierten Blattes des Hanfkeimlings könnte man die Felder theoretisch striegeln oder hacken. Aufgrund seiner starken Wuchskraft kann sich der Hanf sehr gut gegenüber dem Beikraut durchsetzen. Beim Samenhanf können wegen des relativ großen Reihenabstandes jedoch auch hochwachsende Beikräuter zwischen den Reihen auftreten. Wenn man eine gute Fruchtfolge einhält, gibt es kaum Schädlingsbefall. Bei Hanf-Monokulturen kann es jedoch zu einem Pilzbefall durch Botrytis oder Fusarium kommen. Auch sind Schäden durch Maiszünsler und Drahtwurm bekannt.

Ernte

Sollen Samen und Fasern genutzt werden, beginnt man mit der Ernte, sobald die ersten Samen zu reifen beginnen – auch wenn es Einbußen bei der Menge gibt. Die Faserqualität der Pflanzen liegt zu diesem Zeitpunkt noch im mittleren Bereich (würde man warten, bis alle Samen gereift sind, wäre die Qualität bereits zu schlecht). Der Landwirt hat hier mit viel Fingerspitzengefühl zu agieren. Die Ernte beträgt zu Beginn der Samenreife etwa 2,5 bis vier Tonnen Stängelmasse und 0,6 bis 1,4 Tonnen Samen pro Hektar.

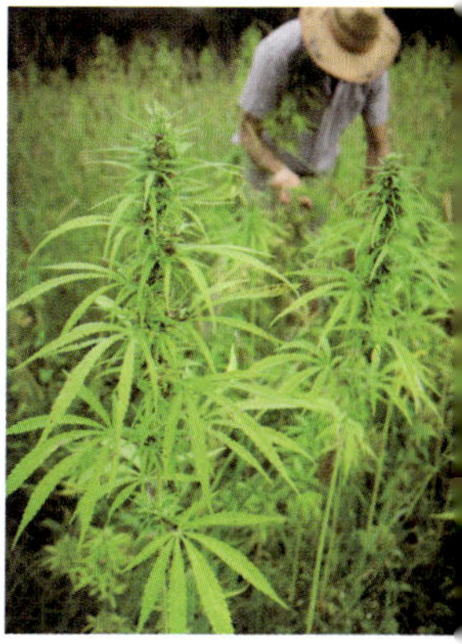

Bei ausschließlicher Samennutzung wird in der Regel abgewartet, bis ein möglichst großer Teil der Samen reif ist – allerdings nicht zu lange, da die Samen bei der Ernte ansonsten zu leicht ausfallen. Eine reine Fasernutzung wäre eher unwirtschaftlich.

Nach der Ernte müssen die Hanfsamen von den Samen der Beikräuter getrennt und schnellstmöglich getrocknet werden. Der Trocknungsvorgang sollte bei Temperaturen von unter 50 °C erfolgen und erst beendet werden, wenn der Wassergehalt der Samen weniger als zehn Prozent beträgt. Falls man die Samen zur Gewinnung von Speiseöl oder zur Erzeugung anderer Lebensmittel nutzen will, ist unbedingt zu beachten, dass sie bei der Lagerung nicht von Schimmel- und anderen Pilzen befallen werden.

Verwendung des Nutzhanfs heute

Hanfsamen gelten als wertvolles Nahrungsmittel. Sie können auch zu Hanföl gepresst werden – aus dem Presskuchen wird Hanfmehl oder Hanfprotein. Mehr über Hanföl & Co finden Sie ab Seite 62.

Die Hanffasern im Stängel der Pflanze werden zu unterschiedlichen Produkten weiterverarbeitet. Sie sind sehr fest und deshalb seit Jahrtausenden vom Menschen genutzt – so zeigten sie sich zum Beispiel für die Herstellung von Seilen und Tauen, aber auch von Segeltuch bestens geeigent (wobei der Einsatz in diesen Bereichen an Bedeutung verloren hat). Heute verwendet man Hanffasern in erster Linie für die Erzeugung von Textilien, sie werden aber unter anderem auch als natürlicher Dämmstoff eingesetzt.

Der Hanf als Rauschmittel

Die Bezeichnung des Hanfes als Cannabis sorgt oft für Verwirrung, dabei ist Cannabis eigentlich „nur“ das lateinische Wort für Hanf. Vielerorts wird der Begriff allerdings für die THC-haltigen Produkte der Pflanze verwendet und damit für den Hanf als Rauschmittel.

Rauschmittel der Skythen

Der älteste Fund, der eindeutig darauf hindeutet, dass Hanf als Rauschmittel verwendet wurde, wird mit 2400 bis 2700 v. Chr. datiert: 2016 fand man in der chinesischen Turpan-Senke ein Grab mit einem bestens konservierten Leichnam – und 13 erkennbar potenten Hanfpflanzen.

Eine wichtige Rolle in der Verbreitung des Hanfes spielten vermutlich die Skythen. Es wird angenommen, dass das Reiter- und Nomadenvolk etwa von der Mitte des 2. Jahrtausends bis zum 8. oder 7. Jahrhundert v. Chr. aus Mittelasien über die

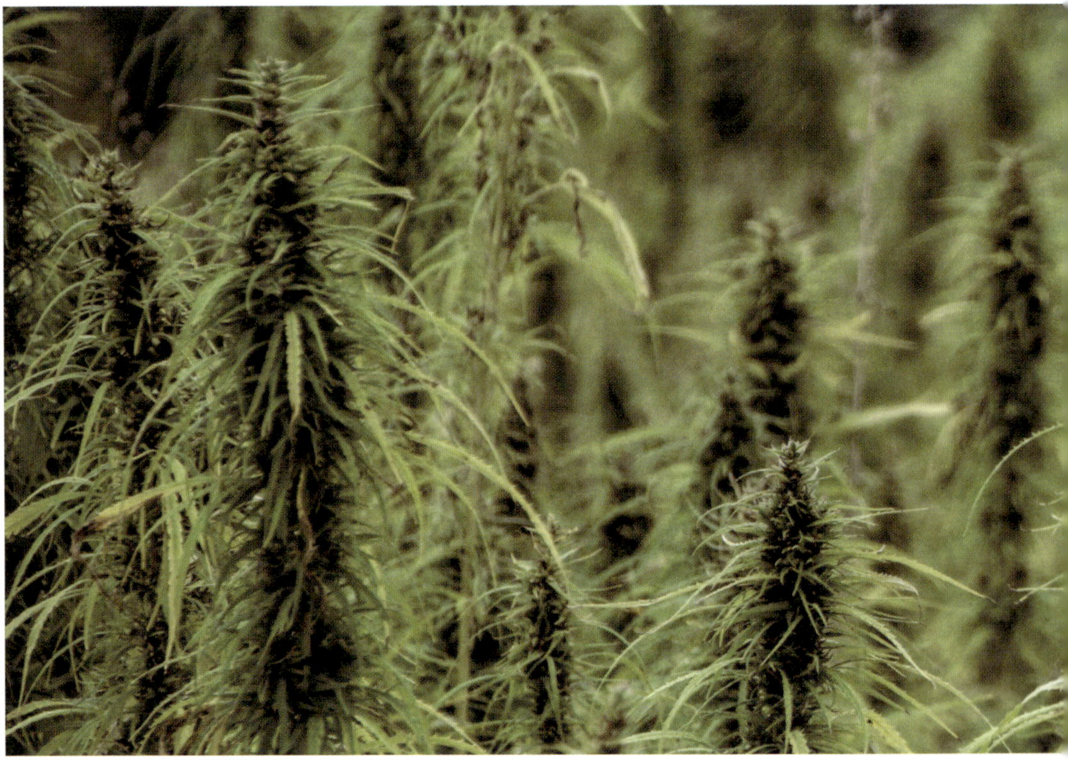

südrussischen Steppen bis in den Schwarzmeerraum vordrang – mit dem Hanf im Gepäck. Die Skythen nutzen die Pflanze zwar auch zur Faser- und Ölgewinnung, vor allem aber als Rauschmittel. In Grabhügeln fand man Metallgefäße zur rituellen Hanfdampfberauschung – mit Steinen sowie angekohlten Hanffrüchten inklusive ihrer Fruchthüllen.

Herodot schrieb über die Skythen und ihre Hanfnutzung: „Wollen Skythen baden, so stellen sie drei Stangen gegeneinander, ziehen wollene Decken darüber, schließen alles recht fest, legen glühende Steine unter dieses Zelt und streuen Hanfsamen [mitsamt ihrer Fruchthülle] auf die Steine, worauf ein Rauch und Dampf entsteht, als wenn es ein hellenisches Schwitzbad wäre, den Skythen ist aber das ihrige so angenehm, dass sie vor Wohlbehagen brüllen."
Dieses schamanische Ritual wurde vor allem, möglicherweise sogar ausschließlich, nach Begräbnissen durchgeführt. Die Skythen glaubten, dass die Lebenden ihre verstorbenen Angehörigen im Trancezustand ins Jenseits begleiten konnten – das Ritual diente also sowohl dem Seelenheil der Verstorbenen wie auch dem der Hinterbliebenen. Noch in der Spätantike wurde Hanf als „skythisches Feuer" oder „skythisches Räucherwerk" bezeichnet.

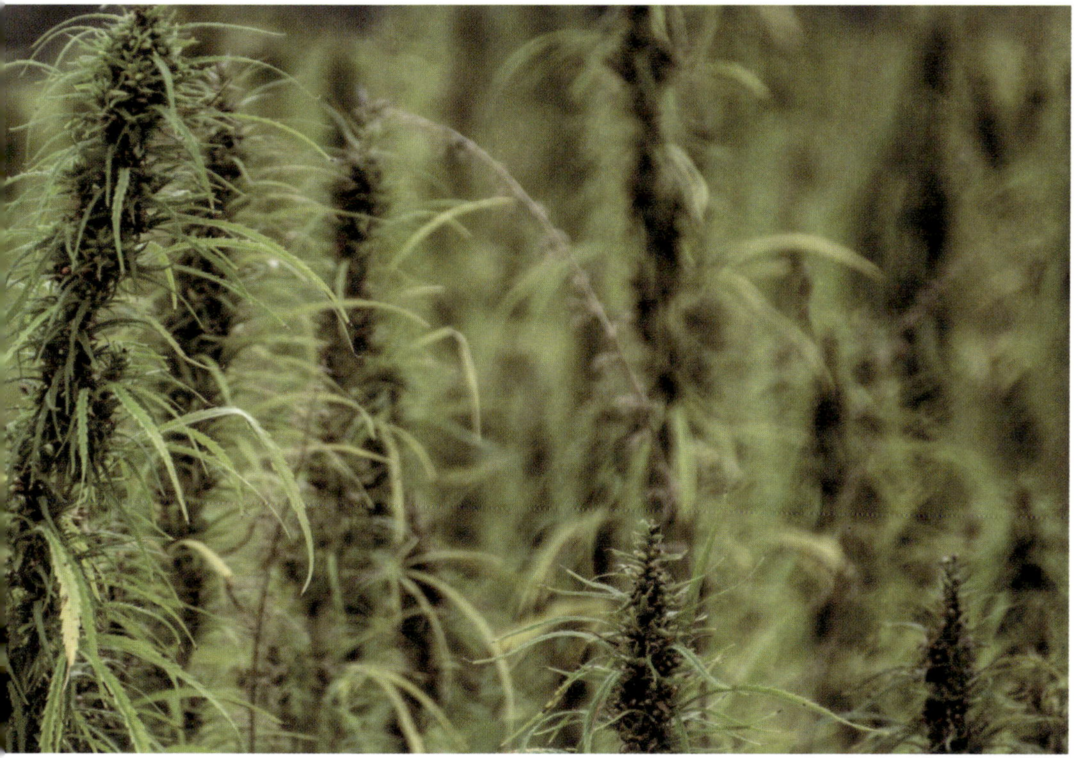

Haschisch

Das Wort „Haschisch" kommt aus dem Arabischen und bedeutet „Gras" oder „Kraut". Man bezeichnet damit das psychoaktive Harz der weiblichen Cannabispflanze. Dieses Harz enthält den größten Anteil an THC, also an jenem Bestandteil, der hauptsächlich für die „berauschende" Wirkung verantwortlich ist.

Haschisch ist reines Harz und in der Regel stärker als Marihuana (getrocknete Blüten). Bei alten Kulturvölkern wurde es auch als Arzneimittel eingesetzt, mittlerweile findet es allerdings überwiegend als Rauschmittel Verwendung – es gibt in den westlichen Ländern heute keine legale Haschisch-Arznei.

Der Anbau zur Gewinnung des psychoaktiv wirksamen Harzes geschieht meist illegal. In größeren Mengen wird das berauschende Harz nur unter bestimmten Klimabedingungen und nur vom indischen Hanf (Cannabis indica) produziert. Das meiste Haschisch kommt aus „wärmeren" Ländern – aus Jamaika, Kolumbien, der Türkei, Marokko, dem Libanon, Nigeria, Afghanistan, Pakistan und Thailand.

Haschisch kann geraucht, gegessen, getrunken oder verdampft und inhaliert werden.

Marihuana

Als Marihuana oder Gras bezeichnet man die getrockneten Blüten der weiblichen Hanfpflanze. An den Drüsenhaaren dieser Blüten sitzt das Harz der Pflanze, mit seinen hohen Konzentrationen an THC und anderen Cannabinoiden.

Marihuana wird sowohl als Rauschmittel wie auch als Arzneimittel genutzt. Es wird meist nach unvollständiger Verbrennung geraucht oder nach Verdampfung inhaliert, seltener wird es auch oral aufgenommen.

Der Name „Marihuana" stammt wahrscheinlich aus dem mexikanischen Spanisch. Die weitere Herleitung ist ungewiss – möglicherweise kommt es aus der Aztekensprache Nahuatl oder vom chinesischen Wort „ma ren hua", was so viel heißt wie „Hanfsamenblüte". Das Wort wurde schließlich von Harry Anslinger (siehe Seite 15) propagiert, der ihm einen „gefährlichen" Beigeschmack verlieh.

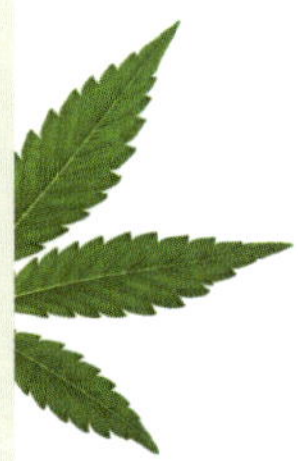

Der Cannabisrausch

Haschisch hat aufgrund der höheren Wirkstoffkonzentration generell eine stärkere Wirkung als die Pflanze, von der es stammt. Oft soll diese Wirkung „klarer und zerebraler" sein – auch dann, wenn die Pflanze selbst eher für Entspannung sorgt und müde macht.

Das Rauschgefühl setzt etwa zehn Minuten, nachdem man Cannabis geraucht hat, ein, bzw. 45 bis 120 Minuten, nachdem man eine Form des psychoaktiv wirkenden Hanfes gegessen oder getrunken hat. Im Vordergrund stehen leicht bis stark euphorische Gefühle. Dazu kommen neben körperlichem Wohlbefinden Assoziations- und Imaginationsfähigkeiten sowie eine angeregte Phantasie. Die Wirkung von THC wird manchmal auch als aphrodisisch oder erotisierend beschrieben. Die Phase voller Euphorie dauert ein bis zwei Stunden und geht nicht selten in einen traumreichen Schlaf über.

Für die psychoaktive Wirkung ist vor allem das THC verantwortlich, zur euphorischen Wirkung tragen aber auch die anderen Cannabinoide bei. Worauf unbedingt zu achten ist: Konsumiert man Hanf zusammen mit herkömmlichem Zigarettentabak, wird die Nikotinwirkung um ein Vielfaches gesteigert, während von der THC-Wirkung wenig zu spüren ist.

Es gibt sehr viele Langzeitstudien, die bestätigen, dass der Hanf und seine Produkte zu den harmlosesten psychoaktiven Mitteln der Menschheitsgeschichte gehören. Auch das Autofahren soll, entgegen der allgemeinen Meinung, unter Cannabiseinfluss weniger gefährlich sein als unter Alkoholeinfluss, weil man meist umsichtiger und langsamer fährt. Die akuten Wirkungen von Cannabis können aber je nach Person, Alter, Wirkstoffanteil, momentaner körperlicher und psychischer Verfassung oder Erfahrung mit der Droge sehr unterschiedlich sein (zu den negativen Auswirkungen, vor allem auch auf die Gehirnentwicklung junger Menschen, siehe Seite 30).

Der Hanf als Heilpflanze – eine lange Geschichte in kurzen Auszügen

Sehr früh schon wurde der Hanf vom Menschen auch als Heilpflanze entdeckt. Das älteste erhaltene Arzneibuch der Welt, auf das sich bis dato fast alle chinesischen Medizinbücher stützen, wurde 2737 v. Chr. vom mythischen Kaiser Shen-Nung, dem „Gott der Medizin und des Tees", verfasst. Shen-Nung gilt als Mitbegründer der chinesischen Kultur und in seinem Heimatland als Entdecker des Heilmittels Hanf. Er empfahl es bei den verschiedensten Leiden – zur Behandlung von Krankheiten wie Rheumatismus, Gicht, Malaria und Verstopfung oder aber zur Behandlung geistiger Gebrechen. Die Pflanze wurde auch bei Geburtskomplikationen, nervöser Verstimmung, Krämpfen, Hautausschlägen oder Geschwüren eingesetzt.

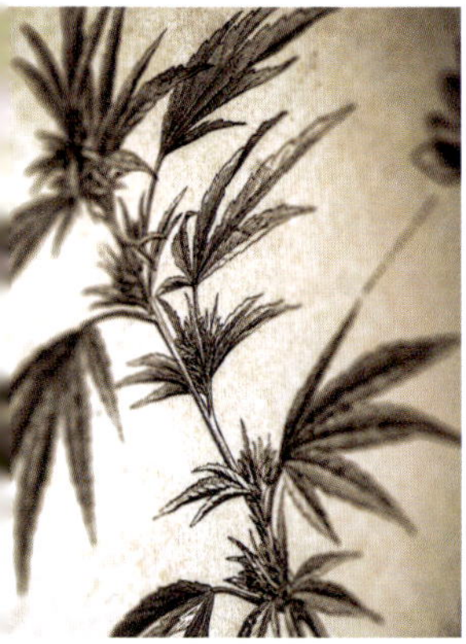

In den Schriften des chinesischen Arztes Hua T'o, die etwa aus dem 2. Jahrhundert n. Chr. stammen, erklärt der Autor die Herstellung eines Suds, in dem die Fruchthüllen des Hanfs mit Wein vermischt werden. Dieser Sud wurde Patienten vor einer Operation verabreicht. Hua T'o unterschied in seinen Schriften klar die ungiftigen Samen von den toxisch wirkenden Fruchthüllen, die auch für andere medizinische Zwecke genutzt wurden.

Die alten Ägypter behandelten Glaukome (den Grünen Star) mit Hanf. Dafür zermahlten sie die Pflanze mit Sellerie und überließen sie danach dem „Tau der Nacht" – am Morgen sollten die Erkrankten damit ihre Augen waschen.

Mit dem ersten Kreuzzug (1096–1099) verbreitete sich Cannabis in der europäischen Volksmedizin und tauchte in Folge in vielen Klostermedizinen auf – angewendet wurde es gegen rheumatische und bronchiale Erkrankungen. Darüber hinaus wurde Cannabis allgemein als Opiumersatz verschrieben.

Die Benediktinerin Hildegard von Bingen (1098–1179) züchtete Cannabis in ihrem Kräutergarten. In ihrer Schrift „Physica – Liber simplicis medicinae" beschreibt sie die Pflanze als schmerzstillend und verdauungsfördernd. Außerdem empfiehlt sie Cannabis zur lokalen Behandlung von Geschwüren und Wunden, bei rheumatischen und bronchialen Erkrankungen wie auch bei Magenbeschwerden und Übelkeit.

Ab dem 16. Jahrhundert gab es in Europa kaum mehr ein Buch, in dem keine Abbildung oder Beschreibung von Hanf als Heilmittel aufgeführt wurde.

Zu dieser Zeit, also in der frühen Kolonialzeit, nutzte man Hanf in Mexiko und Peru als Stimulans sowie als innerliches und äußerliches Heilmittel bei Skorpionstichen und Tarantelbissen (gegen Letzteres verabreichte man beispielsweise eine Mischung mit Zuckerrohrschnaps).

Im Europa des 19. Jahrhunderts wurde das Interesse am therapeutischen Einsatz von Cannabis vor allem durch zwei Ärzte geweckt: den Iren William Brooke O'Shaughnessy und den Franzosen Louis-Rémy Aubert-Roche. Nach Aufenthalten in Asien und Afrika im Dienste der Armee publizierten die beiden ihre Erfahrungen über die medizinische Verwendung der Pflanze. Aubert-Roche beschrieb die Möglichkeit, Cannabis zur Behandlung von Pest und Typhus zu verwenden. O'Shaughnessy berichtete über die Wirkung bei Tetanus und Tollwut sowie bei Rheuma und Menstruationsschmerzen. Außerdem beschrieb er die bemerkenswerte Appetitzunahme durch die Behandlung mit einer Cannabistinktur. Hanf wurde zu dieser Zeit unter anderem auch gegen Migräne, Neuralgie, epilepsieähnliche Krämpfe und Schlafstörungen eingesetzt.

Bis zum Ende des 19. Jh. waren die aus Cannabisblüten hergestellten Produkte die am häufigsten verkauften Arzneimittel in Europa und den USA (selbst Queen Victoria ging nicht ohne Cannabis aus dem Haus). Sie wurden auch Kindern regelmäßig verschrieben, die Rauschwirkung war bestens bekannt. Die Dosierungen waren meist gering. Cannabis galt als stimulierendes, aber beruhigendes Präparat, die antibakterielle Wirkung des Haschischs als probates antiseptisches Mittel. Eine gängige Arznei war beispielsweise ein Hustensaft aus Cannabis-indica-Extrakt, Alkohol und Chloroform.

Wegen Dosierungsschwierigkeiten aufgrund fehlender Standardisierungen, paradoxer Wirkungen und der Entwicklung synthetischer Medikamente nahmen die Verschreibungen dann im 20. Jahrhundert ab. Mittlerweile steht allerdings die breite medizinische Einsatzmöglichkeit von Cannabis in vielen Bereichen außer Frage: Der „Drogenkrieg" in einigen Ländern verhindert aber zum Teil den Zugang für Patienten zu diesem Heilmittel, die Verschreibungsfähigkeit ist national sehr unterschiedlich geregelt – wobei in letzter Zeit ein Trend zur „Öffnung" zu bemerken ist.

Der Hanf in der heutigen Medizin

Eine Pflanze und ihr Stigma

Die Forschungen zu den Inhaltsstoffen von Cannabis haben mittlerweile brauchbare Erkenntnisse gebracht und dazu beigetragen, dass die Pflanze nicht mehr nur als Drogenlieferant wahrgenommen wird (wie das zwischenzeitlich der Fall war). Dennoch ist der Hanf aufgrund seiner berauschenden psychoaktiven Wirkung mit einem Stigma behaftet. Eine seriöse Trennung zwischen Cannabis als Rauschmittel und Cannabis als Medizin ist jedoch extrem wichtig – diese besondere Pflanze sollte nicht einfach ins Abseits gedrängt werden: Sie ist kein Allheilmittel und auch keine Wundermedizin, aber sie kann den therapeutischen Alltag ungemein bereichern. Generell sehen Forscher weltweit Cannabis als mögliche alternative Medizin an.

Was steckt im Hanf?

Nach derzeitigem Wissensstand enthält Cannabis neben den beiden „Bekannten" THC (Tetrahydrocannabinol) und CBD (Cannabidiol) über 100 verschiedene Cannabinoide und über 200 Terpene (ätherische Öle), daneben unter anderem Flavonoide und Phenole, sogenannte sekundäre Pflanzenstoffe, Proteine (Aminosäuren), Zucker, Alkohole, Vitamine und Fettsäuren. Medizinisch spielen in erster Linie die Cannabinoide eine entscheidende Rolle.

Allerdings kommen nicht alle Bestandteile in einer einzigen Pflanze vor. Die Zusammensetzung unterscheidet sich unter anderem auch in Abhängigkeit von der Sorte der Cannabispflanze (indica, sativa).

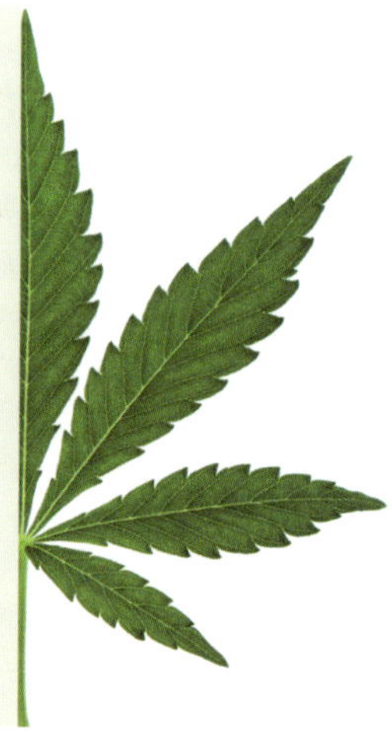

Die österreichische Arzneipflanze des Jahres 2018

Die Hanfpflanze (Cannabis sativa) wurde in Österreich von der Herbal Medicinal Products Platform Austria (HMPPA) – bestehend aus Expertinnen und Experten der pharmazeutischen Institute der Universitäten Graz, Innsbruck und Wien – aufgrund ihrer aktuellen Bedeutung, der Vielfalt an interessanten, pharmakologisch wirksamen Inhaltsstoffen und der Tatsache, dass sie nun in Österreich zur Arzneistoffgewinnung angebaut wird, zur Arzneipflanze des Jahres 2018 gekürt. Hier war vor allem die zunehmende Verbreitung des therapeutisch wirksamen Inhaltsstoffes CBD (Cannabidiol) ausschlaggebend.

Derzeit werden in der Medizin vor allem die beiden Cannabinoide und Hauptwirkstoffe THC und CBD eingesetzt: Die Verwendung von THC unterliegt wegen der psychoaktiven Wirkung strengen Vorgaben, CBD (weil nicht bzw. kaum psychoaktiv) ist frei erhältlich. THC und CBD besitzen ein unterschiedliches Wirkungsspektrum und können bei bestimmten Beschwerdebildern positive medizinische Effekte erzielen.

Der größte Vorteil von Cannabis als Medikament ist seine ungewöhnliche Sicherheit. Es gibt keinen zuverlässigen Hinweis für den Tod eines Menschen durch Cannabiskonsum. Cannabis hat den Vorteil, keine physiologischen Funktionen zu stören oder Organe zu schädigen, wenn es in therapeutischer Dosierung eingenommen wird.

Hauptwirkstoff Nummer eins: THC (Tetrahydrocannabinol)

Dronabinol ist die international gültige Bezeichnung für den Hauptwirkstoff der Cannabispflanze. Mit chemischem Namen heißt er Delta-9-Tetrahydrocannabinol, häufig abgekürzt als das allseits bekannte THC. Dronabinol wird mit einem speziellen Verfahren aus Hanfpflanzenextrakt gewonnen, bzw. auch teilsynthetisch hergestellt. Rein synthetische, aus dem Vollspektrum „gerissene", den pflanzlichen Wirkstoffen nachempfundene Präparate kommen nicht an das Original heran, werden in der Medizin aber ebenfalls verwendet.

Dronabinol ist ein Rezepturarzneimittel. Dies bedeutet, dass der Apotheker das Medikament selbst in der entsprechenden Dosierung zubereiten muss. Es wird quasi als Einzelanfertigung (zum Beispiel als ölige Lösung) in der Apotheke hergestellt – auf Grundlage einer ärztlichen Verschreibung. In Österreich spricht man hierbei auch von der „magistralen Zubereitung", in der Schweiz von der „Formula magistralis".

Der Gesetzgeber hat Dronabinol in Deutschland 1998, in Österreich im Jahre 2000 für medizinische Zwecke freigegeben. In der Schweiz benötigen Patienten eine Bewilligung des Bundesamts für Gesundheit, erst dann kann ein Arzt Dronabinol verschreiben.

Als Rezepturarzneimittel besitzt Dronabinol keine Zulassung für eine konkrete Indikation. Die Krankenkassen haben daher keine Verpflichtung zur Kostenerstattung (siehe Kasten „Bewilligungspraxis", Seite 26). Eine Zulassung ist für Pharmaunternehmen eine relativ teure Sache, insofern könnte man auch die starke Regulierung der Pharmaindustrie als Ursache für das Hemmnis von Cannabis als Medizin verantwortlich machen.

Bewilligungspraxis

Deutschland: Nach einem Beschluss des Bundesverfassungsgerichts aus dem Jahre 2005 muss die gesetzliche Krankenkasse die Therapie mit Dronabinol finanzieren, wenn der Patient unter einer lebensbedrohlichen oder regelmäßig tödlichen Erkrankung leidet, eine allgemein anerkannte, dem medizinischen Standard entsprechende Behandlung nicht zur Verfügung steht und wenn eine nicht ganz entfernt liegende Aussicht auf Heilung oder auf eine spürbare positive Einwirkung auf den Krankheitsverlauf besteht. Für den Nachweis des Erfolgs der Therapie reichen ernsthafte Hinweise auf einen nicht ganz entfernt liegenden Heilungserfolg oder einen spürbaren positiven Krankheitsverlauf im konkreten Einzelfall aus. Dieser Beschluss gilt allerdings auch für andere spezielle Arzneien und Behandlungsmethoden.

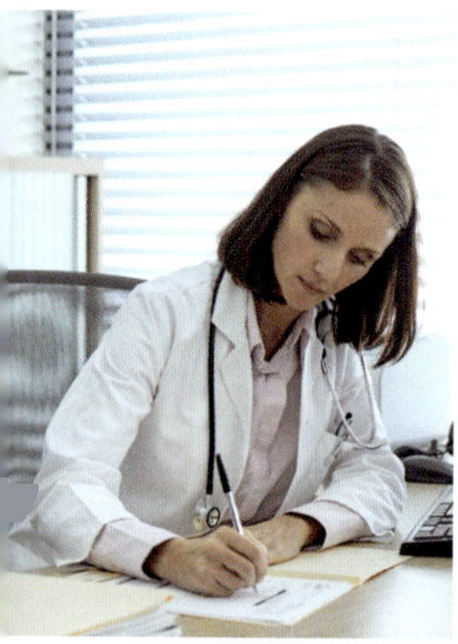

Österreich: Dronabinol kann auf einem Suchtgiftrezept mit eigener Suchtgiftvignette verschrieben werden. Für einen Bezug auf Kassenkosten muss eine chefärztliche Bewilligung vorliegen. In der Regel wird Dronabinol bei onkologischen Patienten mit entsprechender Indikation vom zuständigen Chefarzt jedenfalls bewilligt.

Schweiz: Das Bundesamt für Gesundheit kann Ausnahmebewilligungen für die medizinische Anwendung von Cannabisarzneien erteilen. Nur die behandelnden Ärzte können ein Gesuch, ergänzt durch die schriftliche Einwilligung des Patienten, einreichen. Zusätzlich kann auch noch eine Kostenübernahme bei der entsprechenden Krankkasse erwirkt werden, diese ist aber nicht zu einer Kostenübernahme verpflichtet. In der Schweiz darf Dronabinol nur von einer einzigen Apotheke verarbeitet werden, nämlich der „Bahnhof Apotheke Langnau".

Anwendungsgebiete von THC/Dronabinol

Das therapeutische Potenzial von Dronabinol umfasst mehrere Hauptindikationen (die THC-Medikation stellt in der Regel eine Ultima Ratio dar und kommt daher erst dann zum Einsatz, wenn eine andere Medikation keine oder nur schwache Wirkung zeigt):

- Wegen seiner muskelentspannenden Wirkung (antispastisch) findet es bei Multipler Sklerose (MS) mit therapieresistenter Spastik Anwendung.
- Durch die sogenannte antiemetische Wirkung beseitigt es Erbrechen und Übelkeit, die bei einer Chemotherapie mit Zytostatika ausgelöst werden.

- Seine appetitanregende Wirkung wird insbesondere bei Gewichtsverlust und Appetitlosigkeit aufgrund von Krebserkrankungen genutzt.

- Zur Therapie von chronischen Schmerzen, speziell bei neuropathischen Schmerzen und Schmerzen bei einer bestehenden MS-Erkrankung, findet es wegen seiner analgetischen (schmerzstillenden) Wirkung Anwendung.

Dronabinol zeigt keine Wirksamkeit bei akutem Schmerz!

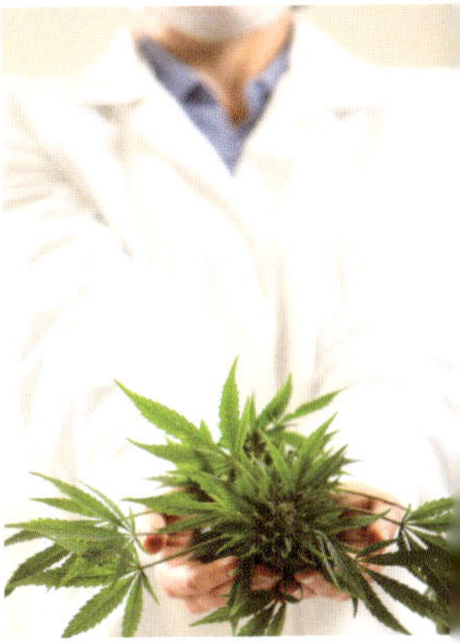

Weiters wirkt THC/Dronabinol:

- psychoaktiv
- beruhigend
- generell schmerzlindernd
- aufheiternd
- muskelentspannend
- antiepileptisch
- senkend auf den Augeninnendruck
- bronchienerweiternd

Dosierung von Dronabinol

Die Einnahme erfolgt entsprechend den Empfehlungen des Arztes, im Allgemeinen am besten morgens und abends vor den Mahlzeiten. Da jeder Patient unterschiedlich auf den Wirkstoff reagiert, stellt der Arzt die Dosis individuell ein und passt sie gegebenenfalls im Laufe der Therapie erneut an.

Abhängig von der Indikation kann die Tagesdosis zwischen 2,5 Milligramm und 30 Milligramm betragen. Die Mengen werden auf mehrere Gaben aufgeteilt, eine maximale Einzeldosis beträgt in der Regel zehn Milligramm. In besonderen Fällen kann die Dosierung auch höher sein. Die Phase der Anpassung kann bis zu vier Wochen dauern, im Einzelfall auch länger. Die Wirkung tritt meistens ein, noch bevor sich ein psychoaktiver Effekt einstellt. Gegebenenfalls sollte die Dosis wieder reduziert werden, bis es zu keinen psychoaktiven Effekten mehr kommt.

Was zu beachten ist: Wie bei jedem Arzneimittel ist auch unter Dronabinol das Auftreten von Nebenwirkungen möglich – vor allem bei großen Dosissteigerungen in kurzen Abständen. Bei einer langsamen Steigerung der Dosierung lassen sich diese aber häufig umgehen oder minimieren.

Nebenwirkungen bei der Einnahme von Dronabinol:

- Müdigkeit
- Schwindel
- eine beeinträchtigte Reaktionsfähigkeit
- Mundtrockenheit
- eine vorübergehende Pulsbeschleunigung
- ein vorübergehender Blutdruckabfall beim Stehen
- gerötete Augen
- Stimmungsveränderungen
- Angst

Diese Nebenwirkungen können nach wenigen Tagen bei fortgesetzter Einnahme von Dronabinol wieder nachlassen.

Über Vorerkrankung am Herzen oder psychiatrische Erkrankungen (schizophrene Psychosen, Manie, Depression), frühere oder bestehende Suchterkrankungen (Alkohol, Medikamente, Drogen) sollte der verschreibende Arzt unbedingt informiert werden.

Wechselwirkungen mit anderen Medikamenten

Vor allem bei der Einnahme von Arzneimitteln, die auf das zentrale Nervensystem wirken, wie Beruhigungs- oder Schlafmittel, bzw. bei Alkoholgenuss ist Vorsicht geboten. Die Einnahme von trizyklischen Antidepressiva, nichtsteroidalen Antirrheumatika (Ibuprofen, Diclofenac, Naproxen) und Theophyllin sollte immer mit dem Arzt abgesprochen werden.

Reinsubstanzen, Blüten- und Harzzubereitungen

Dronabinol findet in der Medizin als sogenannte Reinsubstanz Verwendung – nur damit ist eine genaue Dosierung bzw. eine sinnhafte Arzneimitteltherapie möglich. Die Zusammensetzung des Inhaltsstoffspektrums in der Cannabispflanze unterliegt großen Schwankungen, daher ist auch die Qualität der Droge hoch variabel.

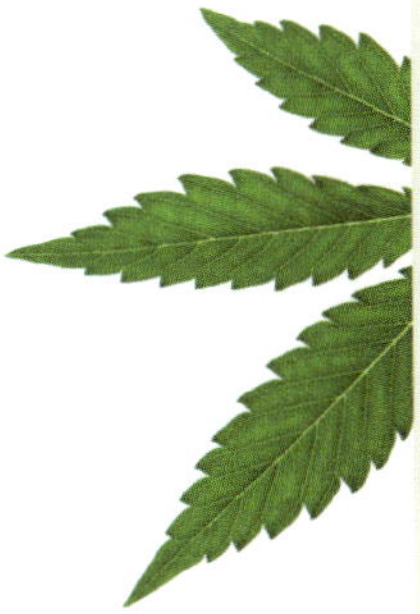

Deutschland: auch THC-Blüten „zugelassen“

Durch die Standardisierung und Isolierung einzelner Stoffe wird die Wirksamkeit in bestimmten Fällen (dort, wo ein Zusammenspiel der Inhaltsstoffe notwendig wäre) eingeschränkt. Zubereitungen der getrockneten Blüten oder des Harzes , d. h. medizinisches Cannabis in natürlicher Form, ist in Österreich und der Schweiz nicht legal erhältlich, in Deutschland ist die Konsumation THC- haltiger Blütenstände und Extrakte als Medikation zugelassen.

THC und THC-Derivate sind auch in Fertigarzneimitteln enthalten:

- **Marinol®** ist ein Fertigarzneimittel (Kapseln) mit dem Wirkstoff Dronabinol. Es ist in Deutschland und Österreich zugelassen.

- **Canemes®** enthält Nabilon, ein vollsynthetisches THC (sieben- bis achtmal stärker als Dronabinol), und ist in Österreich und Deutschland zugelassen.

- **Sativex®** enthält die Pflanzenextraktmischung Nabiximols® (THC und CBD). Hier sind die Cannabinoide in Alkohol gelöst. Als Mundspray findet es vor allem bei Multipler Sklerose gegen die Spastik Anwendung. Sativex ist in Deutschland, Österreich und der Schweiz zugelassen.

Von diesen Medikamenten wird am ehesten Sativex® verschrieben.

In Deutschland sind die gesetzlichen Krankenkassen innerhalb der entsprechenden Indikation für die genannten Arzneimittel zur Kostenübernahme verpflichtet („in label“). Verordnet der Arzt eines der Präparate in einer nicht von der Zulassung abgedeckten Indikation („off label“) oder THC-haltige Blüten bzw. Extrakte, muss sich der Patient die Kostenübernahme von seiner Krankenkasse individuell genehmigen lassen.

Zur sonstigen Bewilligungspraxis siehe Kasten Seite 26.

Nicht alles im grünen Bereich

Um den Cannabiskonsum ranken sich viele Mythen und Halbwahrheiten, daran haben auch Jahrzehnte medizinischer Forschung wenig geändert. Wir sind natürlich der Meinung, dass Cannabis nicht verharmlost werden darf und keine völlig unbedenkliche Droge ist – und plädieren hier keinesfalls für einen unkontrollierten Konsum.

Begeben Sie sich bei gesundheitlichen Problemen unbedingt in die Hände von Spezialisten! Cannabinoide sind kein Allheilmittel und oft ist das Zusammenspiel mehrerer Therapien und pharmazeutischer Tipps notwendig, um den gewünschten Erfolg zu erzielen.

Generell sollte während der Schwangerschaft und Stillzeit wegen möglicher Entwicklungsstörungen des Kindes kein Dronabinol eingenommen werden.

Bei Kindern und Jugendlichen ist die Gabe von Cannabinoiden wie THC ebenfalls nicht ratsam. Durch die ständige Konfrontation damit können sich nämlich wichtige Rezeptoren im Körper nicht ausbilden und weisen so in späterer Folge eine geringere Dichte auf (Rezeptoren sind quasi „Andockstellen" von Zellen und reagieren auf bestimmte Reize). Die langfristigen Konsequenzen hängen wahrscheinlich von Dosis und Zeitdauer der Einnahme ab, wie sie aber genau aussehen, ist derzeit noch Gegenstand der Forschungen. Es liegt aber auf jeden Fall die Vermutung nahe, dass Cannabinoide für die Entwicklung des kindlichen und jugendlichen Gehirns nicht besonders förderlich sind.

Mit der zunehmenden Legalisierung von Cannabisprodukten, nicht zuletzt in den USA, fragen sich viele, ob da nicht ein weiteres gewaltiges Drogenproblem auf uns zukommen und die Gesundheit der Bevölkerung gefährden könnte. Dies ist nicht einfach zu beantworten, da es zu solchen Fragen nur wenige qualitativ hochwertige Studien gibt. Als relativ gesichert gilt, dass Cannabis bei psychisch labilen Menschen Psychosen begünstigen kann.

Hauptwirkstoff Nummer zwei: CBD (Cannabidiol)

CBD ist neben THC der bekannteste Wirkstoff der Hanfpflanze, im Nutz- oder Industriehanf ist es jenes Cannabinoid mit der höchsten Konzentration. In bestimmten Fällen ist er sogar wirksamer als THC.

Da CBD nicht den rechtlichen Beschränkungen von THC unterliegt, findet es eine immer breitere praktische Anwendung. In den meisten Ländern wird es derzeit noch als Nahrungsergänzungsmittel geführt und ist somit in jeder Form (Öle,

Blüten, Kapseln, Cremen, Liquids) frei erhältlich, so auch in Österreich und der Schweiz. In Deutschland ist Cannabidiol als Reinsubstanz (kristallines Pulver) seit kurzem ein Arzneimittel und damit grundsätzlich rezeptpflichtig, obwohl hinsichtlich dieser Rechtslage noch eine große Uneinigkeit herrscht. Naturextrakte sind grundsätzlich weiterhin frei erhältlich.

CBD ist nicht gleich CBD

CBD wird als Reinsubstanz und als Naturextrakt mit unterschiedlichen „Beimengungen" angeboten.

Reinsubstanzen: Die Produkte aus der Apotheke bieten den Vorteil, dass sie gezielt und in exakt reproduzierbarer Dosierung vom Arzt als Arzneimittel eingesetzt werden können – in Österreich und der Schweiz sind sie verschreibungsfähig, in Deutschland rezeptpflichtig (siehe oben).

Pflanzenextrakte: Im Gegensatz zum sogenannten gereinigten bzw. zum synthetischen Cannabidiol stecken im Pflanzenextrakt neben CBD auch andere Cannabinoide sowie sekundäre Pflanzenstoffe. Ein Naturextrakt kann, je nachdem welches Verfahren zu seiner Gewinnung angewendet wird, unterschiedliche Anteile des vollen Pflanzenstoffspektrums enthalten. Durch die Pflanzenstoffe hat der Extrakt eine relativ dunkle Farbe und schmeckt etwas bitter und scharf – man gewöhnt sich allerdings relativ schnell an diesen Geschmack.

Um die Anwendung zu erleichtern, werden den Extrakten pflanzliche Öle beigemengt (die häufigste „Verwendungsform" von CBD sind entsprechende Öle). Am besten eignet sich hier aufgrund seiner langen Haltbarkeit und stark antioxidativen Bestandteile wie Vitamin E das Hanföl. Die Prozentangaben dieser Extrakte betreffen den reinen CBD- bzw. CBDA-Gehalt (CBDA ist übrigens eine CBD-Vorstufe). Weil es keine gesetzliche Regelung für diese Kennzeichnungen gibt, werden sie von den Herstellern unterschiedlich gehandhabt. So kann die Angabe „acht Prozent" bedeuten, dass das Produkt acht Prozent CBD enthält, aber beispielsweise auch, dass es vier Prozent CBD und vier Prozent CBDA enthält.

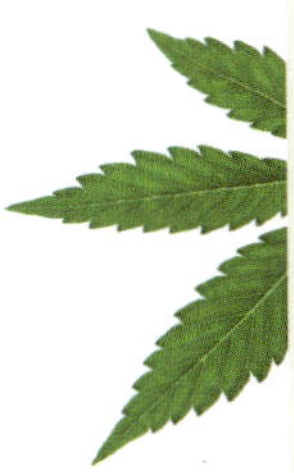

CBD-Extrakte: Achten Sie auf Bio-Qualität!

Der Nachteil dieser Extrakte ist, dass sie auch Keime, toxische Stoffe, Pflanzenschutzmittel oder Insektizide enthalten können – man sollte deshalb auf Bioqualität achten. Als schonendstes Herstellungsverfahren gilt die alkoholische Extraktion, gefolgt von der CO2-Methode.

Zertifizierte Produkte

Der österreichische Patientenverein Arge Canna lässt die Qualität von Hanftropfen in zwei unabhängigen Labors überprüfen und zertifiziert diese, wenn einwandfreie Ergebnisse vorliegen, mit dem AC-Qualitätssiegel (Informationen zu diversen Analysen einiger CBD-Produkte erhalten Sie unter www.arge-canna.at).

So wirkt Cannabidiol:

- Analgetisch (schmerzstillend): CBD kann dabei helfen, Schmerzen zu hemmen und wird zum Beispiel erfolgreich bei Menstruationsbeschwerden und Migräne eingesetzt.

- Anorektisch (appetitzügelnd): Erfahrungsberichte und Studien zeigen, dass CBD gegebenenfalls bei der Zügelung des Appetits hilft und sich deshalb als Hilfsmittel zur Behandlung von Übergewicht qualifiziert.

- Anxiolytisch (angstlösend): Der Einsatz von CBD kann außerdem Menschen mit vermehrt auftretenden Angstzuständen helfen.

- Antiepileptisch: In verschiedenen Studien konnte CBD erfolgreich bei der Behandlung von Epilepsie unterstützen. Vor allem bei kindlicher Epilepsie ist es sehr wirksam und stellt eine Alternative zu klassischen Antiepileptika dar.

- Antientzündlich: Dank seiner potenziell antientzündlichen Wirkung kann CBD dabei unterstützen, akute wie auch chronische Entzündungen verschiedenster Art im Körper zu reduzieren. CBD verstärkt zum Beispiel die Signalübertragung des körpereigenen Stoffes Adenosin, der wiederum die Ausschüttung von aktivierenden und belebenden Botenstoffen im Nervensystem bewirkt (auf diesem Mechanismus könnten einige der entzündungshemmenden Effekte von CBD beruhen).

- Antiemetisch: Übelkeit und Brechreiz können mit CBD-Produkten bekämpft werden, deshalb ist das Cannabinoid auch ein geeignetes Mittel bei längeren Autofahrten zur Linderung der Beschwerden einer Reisekrankheit.

- Antispasmodisch (krampflösend): Es wird vermutet, dass die Einnahme von CBD oftmals zur Lösung von Verkrampfungen und Verspannungen führen kann, was man auch in verschiedenen Studien beobachtet hat.

- Antiinsomnisch: Da die Einnahme von CBD-haltigen Produkten Muskelverkrampfungen lösen kann und potenziell bei der Entspannung hilft, tritt auch ein schlafanstoßender Effekt ein.

- Antipsoriatisch: Eine Behandlung mit CBD kann auch bei zahlreichen Hautkrankheiten helfen. Insbesondere für die Behandlung von Psoriasis wird CBD aufgrund seiner unterstützenden Wirkung bei der Regulation der Hautregeneration genutzt. Auch bei Akne erzielt man mit CBD in vielen Fällen einen Erfolg.

- Antiischämisch: Neueste Studien zeigen nun auch, dass CBD dabei helfen kann, die Minderdurchblutung von Gewebe zu reduzieren.

- Antibakteriell: Cannabidiol wirkt antibakteriell. Dies könnte vor allem für Menschen mit antibiotikaresistenten Bakterien im Organismus sinnvoll sein.

- Antifungal: Pilzinfektionen könnten durch CBD bekämpft werden. Insbesondere dem Cannabinoid CBDA wird eine antifungale Wirkung nachgesagt.

- Antioxidativ: CBD ist ein wirkungsvoller Radikalfänger. Es wurde gezeigt, dass es oxidative Schädigungen mindestens so gut verhindert wie Vitamin C oder Vitamin E.

Diese Liste ließe sich wahrscheinlich noch um einiges erweitern, was jedoch den Rahmen dieses Buches sprengen würde. Generell ist also CBD in vielen Fällen als temporär anzuwendendes Hilfsmittel denkbar. Aufgrund seiner antioxidativen und antibakteriellen Wirkung ist es jedoch auch als kontinuierliche Nahrungsergänzung geeignet.

Hauptanwendungsgebiete von CBD

Die meisten Wirkungen wurden bisher, wie bei allen Cannabinoiden, ausschließlich im Tierversuch nachgewiesen. Klinische Studien wurden nur wenige durchgeführt, aber die Grundlagenforschung weist auf eine mögliche therapeutische Verwendung bei einer Vielzahl von Erkrankungen und Symptomen hin. Derzeit wird CBD wegen der oben beschriebenen Wirkungen vor allem bei folgenden Krankheitsbildern eingesetzt:

- **Epilepsie**
  CBD wird mit guten Erfolgen bei bestimmten genetisch bedingten Epilepsieformen von Kindern eingesetzt, ohne nervenschädigend zu wirken oder einen Gewöhnungseffekt herbeizuführen, der eine ständige Erhöhung der Dosis erforderlich machen würde. Das CBD-Medikament Epidiolex® erhielt 2019 die EU-Zulassung für die Therapie von zwei besonders schweren und seltenen Formen der kindlichen Epilepsie, das Lennox-Gastaut-Syndrom und das Dravet-Syndrom. Kinder ab zwei Jahren können den Wirkstoff als Begleitmedikation einnehmen.

Charlotte's Web

Bekannt ist der Fall eines kleinen Mädchens aus den USA, das am Dravet-Syndrom, einer seltenen Form von Epilepsie, litt. Durch Verabreichung einer CBD-reichen Cannabissorte über einen Zeitraum von acht Monaten sank die Häufigkeit der Anfälle von mehreren hundert auf nur drei pro Woche. Das Mädchen kann wieder essen, sprechen und sogar Rad fahren. Die Sorte wurde ihr zu Ehren Charlotte's Web genannt.

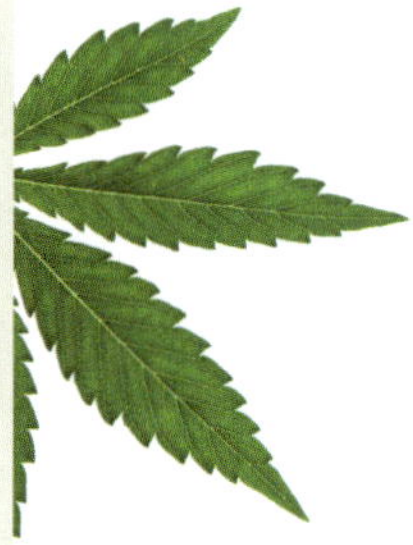

- **Schmerzen und Entzündungen**
  Einige Patienten verwenden CBD erfolgreich gegen Schmerzen, vor allem gegen Nervenschmerzen. Es ist gut erklärbar, dass CBD Schmerzen, die durch Entzündung entstehen, bekämpfen kann, da es hemmend auf entzündungsfördernde Substanzen wirkt. Allerdings scheint CBD auch bei anderen Schmerzen wirksam zu sein. Es kann unterstützend und ergänzend zu einer konventionellen Schmerztherapie eingesetzt werden, wodurch Nebenwirkungen wie zum Beispiel die Reizung der Magenschleimhaut minimiert werden.
  Bei Mäusen verringert CBD auch Entzündungen bei akuter Pankreatitis. In einem Mausmodel reduzierte sich zudem die Schwere der Erkrankung bei einer Multiplen Sklerose, die Entzündungswerte gingen zurück.

- **Schlafstörungen**
  Es wurde nachgewiesen, dass das Endocannabinoid-System (siehe Seite 41) direkt an der Regulierung des Schlafs beteiligt ist. Die Wirkung von CBD auf den Schlaf scheint dosisabhängig, wobei niedrige Dosen anregend und hohe Dosen sedierend wirken könnten. Möglicherweise reagieren Menschen wie bei THC aber auch nur unterschiedlich. In einigen klinischen Studien wurde generell eine vermehrte Schläfrigkeit als Nebenwirkung festgestellt.

- **Morbus Parkinson**
  Parkinson ist eine langsam fortschreitende neurodegenerative Erkrankung, die in erster Linie das zentrale Nervensystem betrifft und zu verschiedenen Symptomen, wie Zittern, eingeschränkter Beweglichkeit, Psychosen und Muskelstarre, führt. Einer der Gründe dafür ist das Absterben Dopamin-produzierender Nervenzellen im Gehirn. Dies führt zum Verlust der motorischen Fähigkeiten und zu unbeabsichtigten Bewegungen, auch als Dyskinesie bekannt. Dem Wirkmechanismus von Cannabidiol werden vorteilhafte medizinische Effekte zugeschrieben, wie die Reduzierung der Dyskinesie, die Lösung der Körperstarrheit und die generelle Verbesserung der motorischen Fähigkeiten sowie der Auswirkungen einer Psychose.

- **Morbus Alzheimer**
  Alzheimer ist eine neurodegenerative Erkrankung, deren Ursprung kontrovers diskutiert wird. Eine weitverbreitete Theorie besagt, dass sich ein bestimmtes Protein in verschiedenen Regionen des Gehirns ablagert. Durch diese Proteinansammlung werden kleine Entzündungsherde produziert, die schließlich zum neuronalen Zelltod führen.
  Präklinische Studien deuten darauf hin, dass das Endocannabinoid-System vor oxidativem Stress und Entzündungen schützt und auf diese Weise den Zelltod verlangsamen kann. CBD kann aufgrund seiner entzündungshemmenden Eigenschaften die durch Ansammlungen des Proteins hervorgerufene Entzündung abschwächen.

- **Asthma und Allergien**
  Das Krankheitsbild bei Asthma ist in zwei Kategorien eingeteilt: das allergische und das nicht allergische Asthma – sie werden durch jeweils unterschiedliche Reizfaktoren hervorgerufen. Da es sich bei einem asthmatischen Anfall, unabhängig vom Auslöser, immer um eine Verkrampfung der Bronchien handelt, kann CBD durch seine entkrampfende Wirkung gegensteuern.
  CBD hat auch therapeutisches Potenzial bei der Allergie (Überempfindlichkeitsreaktion) vom sogenannten Spättyp – es dämpft die Immunzellen an der Entzündungsstelle.

- **Tumore**
  CBD hemmt die Vermehrung bestimmter Hirntumorzellen, indem es deren Autophagie hervorruft, eine Form der Zellzerstörung. Allgemein hemmt CBD die Bildung neuer Blutgefäße in Tumorgeweben. Die Bildung neuer Blutgefäße ist wichtig für ein schnelles Tumorwachstum. Die Hemmung der Neubildung ist daher ein wichtiger Mechanismus bei der Krebsbekämpfung.

Außerdem wird CBD unter anderem gegen folgende Erkrankungen bzw. Beschwerden eingesetzt:

- Hautkrankheiten
- Übelkeit und Erbrechen
- Diabetes und Übergewicht
- Menstruationsbeschwerden und Migräne

Die äußerliche Anwendung von CBD

Kann CBD durch die Aufnahme über die Haut Einfluss auf unseren Organismus ausüben? Bei Versuchen in diese Richtung konnte man feststellen, dass CBD scheinbar auch über den transdermalen Weg seine positiven Eigenschaften entfaltet. Das heißt, die wertvollen Inhaltsstoffe können nicht nur von innen aufgenommen werden.

Besonders interessant ist, dass die Haut bei CBD offenbar eine zehnmal höhere Durchlässigkeit zeigt als bei THC. CBD wirkt sich zudem förderlich auf die menschlichen Hautzellen aus, indem es zu einer Vermehrung dieser beiträgt und somit einen Anti-Aging-Effekt mit sich bringt.

Die Haut und CBD „können“ miteinander

Präklinische Studien an Tieren haben gezeigt: Da die Haut auch mit den sogenannten Cannabinoid-Rezeptoren ausgestattet ist (siehe Kapitel „Das Endocannabinoid-System“, ab Seite 41), kann sie mit CBD interagieren.

Und 2017 wurde im Journal der American Academy of Dermatology eine Studie veröffentlicht, die sich mit Cannabinoid-haltigen Arzneimitteln beschäftigt. Die Autoren kamen zu dem Schluss, dass sich diese positiv auf Schuppenflechte, Ekzeme, Neurodermitis und Kontaktdermatitis auswirken können.

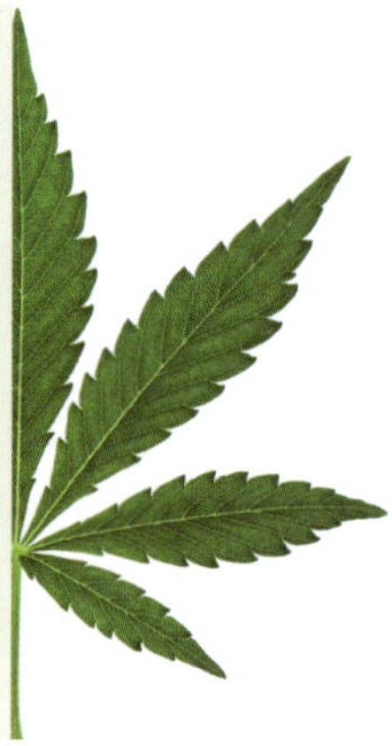

Die wohl größte Stärke von Cannabidiol „in Hautsachen“ ist jedoch seine potenziell entzündungshemmende Eigenschaft – spielen doch gerade Entzündungsprozesse bei diversen Hautkrankheiten eine wesentliche Rolle. Das könnte zum Beispiel auch Aknepatienten neue Hoffnung geben, da es über die Aktivierung des Vanilloid-Rezeptors Typ 4 gelingen soll, mittels CBD die talgbildenden Zellen in den Talgdrüsen in den Griff zu bekommen.

Kurz zusammengefasst, kann man sagen: CBD ...

- ... unterstützt die Regeneration der Haut
- ... fördert ein gesundes Hautbild
- ... lindert Entzündungen und Juckreiz
- ... trägt zum Aufbau einer gesunden Hautbarriere bei
- ... übt einen positiven Einfluss auf die talgbildenden Zellen aus

Möglich Einsatzgebiete sind:

- Akne
- Schuppenflechte (Psoriasis vulgaris)
- Neurodermitis
- Rosacea
- Trockene Haut
- Ekzeme
- Gelenks- und Muskelprobleme

Unserer Meinung nach stellt CBD eine echte Behandlungsoption bei diversen Hauptproblemen bzw. -krankheiten dar: Erfahrungsberichte von Verbrauchern geben uns immer wieder wertvolle Hinweise. So berichteten Patienten davon, dass sich nach der äußerlichen Anwendung CBD-haltiger Produkte bei Epidermolysis bullosa nicht nur der Juckreiz besserte, sondern dass auch die Blasenbildung zurückging. Scheinbar können die pflanzlichen Extrakte selbst bei schweren Hauterkrankungen Abhilfe schaffen. Einige Hersteller beschäftigen sich bereits mit der Produktion von Pflastern mit dem Wirkstoff CBD, die bei Fibromyalgie einsetzt werden können und auch bei neuropathischen Schmerzen helfen sollen.

CBD-Kosmetik im Handel

Die Auswahl an CBD-haltiger Kosmetik in Drogeriemärkten ist noch recht überschaubar. Im Onlinebereich gibt es jedoch zahlreiche Hersteller, die hochwertige Produkte anbieten. Ein hoher CBD-Gehalt ist vor allem für Menschen mit Hautproblemen interessant – wird eine Pflege für normale Haut gesucht, kann der Wirkstoffgehalt entsprechend niedriger sein. Als entscheidendes Qualitätsmerkmal für CBD-Kosmetik sollte jedenfalls die Verwendung eines Vollspektrum-Extraktes gelten. Besonders für Menschen, die eine empfindliche Haut haben, lohnt sich ein Blick auf die Zusatzstoffe – und man sollte auch auf die Herkunft der Inhaltsstoffe achten, sie trägt wesentlich zur Qualität der Produkte bei.

Wirkung von Hanf bei Krebs

Cannabis als Krebsheilmittel: Es gibt viele Quellen, vorwiegend Erfahrungsberichte, zu dieser Thematik, aber auf der behandelnden Seite ist man sich noch nicht ganz sicher, wie groß das Potenzial hier sein könnte. In den letzten Jahren haben jedoch einschlägige Forschungsarbeiten zugenommen – mit vielversprechenden Ergebnissen, die das öffentliche Interesse an diesem Thema immer größer werden lassen.

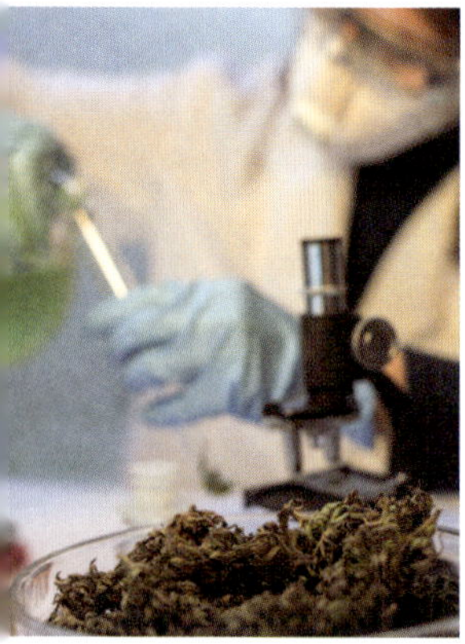

Einiges deutet darauf hin, dass eine Kombination aus CBD und THC bei bestimmten Krebserkrankungen eine stärkere Wirkung entfalten könnte als THC allein und dass CBD in manchen Fällen sogar von größerer Bedeutung sein könnte als THC.

Das Problem bei Krebs ist, dass sich die Tumorzellen im Körper so gut tarnen und vom Immunsystem nicht als Bedrohung wahrgenommen werden. Viel Aufmerksamkeit erhielt im Jahr 2014 eine Veröffentlichung des Forscherteams rund um den Pharmakologen Burkhard Hinz vom Universitätsklinikum Rostock. Man hatte es in Laborversuchen geschafft, Tumorzellen mit einem Cannabismolekül zum Platzen zu bringen, indem man eine Lösung aus CBD-Extrakt sowie menschliche Killerzellen aus dem körpereigenen Immunsystem darauf platzierte. Durch das CBD bildete sich auf den Tumorzellen ein Protein. Es sorgte dafür, dass die menschlichen Killerzellen auf die Tumorzellen aufmerksam wurden und sich auf der Zelloberfläche ansiedelten – was die Tumorzellen zum Zerplatzen brachte. Zudem wurde gezeigt, dass CBD in Laborversuchen antimetastatisch wirkt und den Vorgang der Gefäßneubildung im Tumor hemmt.

Für einen weiteren wichtigen Meilenstein in der Cannabis- und Krebsforschung sorgte der Molekularbiologe Manuel Guzman. In der weltweit ersten Studie mit Cannabis bei Krebspatienten konnte er nachweisen, dass auch THC das Tumorwachstum hemmt.

Es gibt noch viele unbeantwortete Fragen hinsichtlich des Potenzials von Cannabinoiden als Antikrebsmittel und es ist notwendig und auch wünschenswert, dass noch viel mehr in diese Richtung geforscht wird. Um dem globalen Gesundheitsproblem Krebs entgegentreten zu können, bedarf es einer wissenschaftlich begleiteten Entscheidungsfindung – zwischen restriktiven und vermeintlich schützenden Maßnahmen wie Zulassungen und dem Recht jedes Menschen auf Gesundheit.

Fakt ist, dass es vielen betroffenen Patienten mit Cannabinoiden besser geht, wenn diese als Mittel gegen die Nebenwirkungen einer Chemotherapie wie Übelkeit oder generell als Stärkungsmittel eingesetzt werden. Und da sie keine gravierenden Nebenwirkungen besitzen, sind Cannabinoide auch bereits ohne konkrete Studienergebnisse wertvolle Begleitmedikamente.

Mögliche Dosierung von CBD/CBDA-Extrakt (8 %) für einen Erwachsenen mit 60 bis 90 Kilogramm Körpergewicht:

- **Regeneration der Muskulatur/entzündungshemmende Wirkung:**
  2–4 Tropfen abends; bei Bedarf wiederholen

Wird der Aufbau oder der Erhalt von Muskulatur angestrebt, so empfiehlt sich eine Kombination mit Hanfprotein.

- **Prävention und Harmonisierung der Körperfunktionen:**
  2–3 Tropfen morgens oder abends; bei Bedarf wiederholen

- **Bei Magen- oder Verdauungsbeschwerden/für einen guten Schlaf/gegen leichte Schmerzen:**
  2–3 Tropfen morgens und abends; bei Bedarf wiederholen (für einen besseren Schlaf gegebenenfalls die Dosis erhöhen)

- **Bei Anspannung, Stress, Beklemmungen:**
  2 Tropfen morgens, tagsüber und abends; bei Bedarf wiederholen

Vor dem Gebrauch muss der Extrakt kurz aufgeschüttelt werden. Die Einnahme erfolgt mit der Pipette. Die wegen der ätherischen Öle etwas scharfen Tropfen werden unter die Zunge gegeben, da die Wirkstoffe so am schnellsten über die Schleimhäute aufgenommen werden.

Die genannten Dosierungen sind Vorschläge und basieren auf Erfahrungswerten. Generell ist die Wirkung sehr individuell, man kann vorab nicht genau sagen, wie jemand reagiert. Normalerweise beginnt man mit kleinen Dosen, beobachtet, wie der Körper reagiert, und erhöht dann die Tropfenanzahl. Lediglich bei akuten Angstzuständen und bei Anfallserkrankungen wie Epilepsie wird empfohlen, bereits mit einer relativ hohen Dosierung zu beginnen.

Die erste Woche der CBD-Einnahme dient der „Prüfung", dann entscheidet man über die weitere Dosierung. Grundsätzlich muss die Einnahme von Cannabidiol aber nicht langsam steigernd erfolgen und sie muss auch nicht ausgeschlichen werden.

CBD lässt sich übrigens auch mit weiteren Hanfprodukten, wie Hanfprotein, Hanfblütentee und Hanföl, bestens kombinieren.

CBD-Überdosis?

Eine Überdosis CBD im klassischen Sinn gibt es nicht. Zwar ist es möglich, „zu viel" CBD zu sich zu nehmen und somit quasi eine „Überdosierung" zu erreichen, jedoch sind selbst dann bis dato keinerlei negativen Effekte bekannt.

Kontraindikationen und Vorsichtsmaßnahmen

Kontraindikationen bestehen bei

- einer Überempfindlichkeit gegen einzelne Bestandteile der Präparate sowie
- schweren Persönlichkeitsstörungen und gewissen psychotischen Erkrankungen.

CBD und THC

CBD hemmt mehrere Wirkungen von THC, wie beispielsweise die psychischen Effekte und die Steigerung des Appetits (CBD hemmt also eher den Appetit). Es kontrolliert auch den High-Effekt. Teilweise ist eine synergistische Wirkung vorhanden, wie zum Beispiel bei der Schmerzhemmung. CBD kann also die medizinische Wirksamkeit von THC erhöhen.

Darauf sei an dieser Stelle ebenfalls hingewiesen: Bei Präparaten, die neben CBD auch THC enthalten (wie etwa Sativex® oder Nabiximols®), gibt es natürlich eine strenge Indikationsstellung für

- Schwangere und stillende Mütter wegen möglicher Entwicklungsstörungen des Kindes,
- Kinder und Jugendliche (vor der Pubertät),
- ältere Menschen wegen zentralnervöser und kardiovaskulärer Nebenwirkungen,
- Suchtkranke.

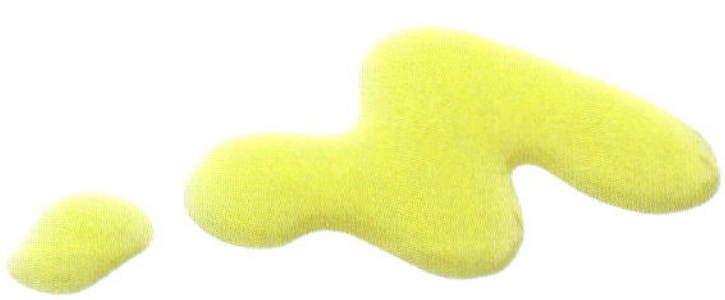

Das Endocannabinoid-System

Die erste „Entdeckung" eines Cannabinoids

Im Jahr 1963 veröffentlichte eine Forschergruppe der Hebräischen Universität in Tel Aviv eine Abhandlung mit dem Titel „The Structure of Cannabidiol" („Die Struktur von Cannabidiol"). In diesem bahnbrechenden Artikel wurde zum ersten Mal in der Geschichte der modernen Medizin beschrieben, wie ein Wirkstoff (nämlich Cannabidiol) isoliert und identifiziert wurde, der nur in Cannabis enthalten ist. Ein Jahr später wurde dann auch THC isoliert. 2006 wurde übrigens auch im Sonnenhut, Echinacea, eine cannabinoidähnliche Substanz gefunden.

Künstliche Cannabinoide können sowohl halbsynthetisch hergestellt werden, d. h. aus natürlichen Cannabinoiden, als auch vollsynthetisch. Synthetische Cannabinoide werden medizinisch genutzt und dienen in der Neurowissenschaft dazu, die Cannabinoidwirkung im Gehirn zu untersuchen.

THC und CBD sind die bekanntesten Vertreter einer Gruppe von Molekülen, die in der Hanfpflanze (Cannabis) zum ersten Mal entdeckt wurden (siehe Passus oben) und deshalb Cannabinoide genannt werden.

Warum aber besitzen diese Moleküle eine so große Wirksamkeit? Wie wirken sie im menschlichen Körper? Als man versuchte, eine Antwort auf diese Fragen zu finden, entdeckte man Anfang der 1990er-Jahre das sogenannte Endocannabinoid-System. Alle Säugetiere, d. h. auch wir Menschen, verfügen über ein derartiges System – ein System, das Cannabinoide nutzt und damit eine ganze Reihe von Lebensfunktionen beeinflusst. Ohne dieses System wären höhere Lebensformen möglicherweise gar nicht möglich.

Wie funktioniert das Endocannabinoid-System?

Das Endocannabinoid-System ist Teil des menschlichen Nervensystems, seine zentralen Bestandteile sind bestimmte Rezeptoren. Rezeptoren wiederum sind Andockstellen einer Zelle, die an der Zelloberfläche liegen. Wenn entsprechende Botenstoffe die Rezeptoren erreichen, lösen diese ein bestimmtes Signal in der Zelle aus. Oft wird zur bildlichen Darstellung hier das Bild von Schlüssel (Botenstoff) und Schloss (Rezeptor) gewählt – nur wenn beide zusammenpassen, kommt es zur Reaktionsauslösung. Die Rezeptoren, die zum Endocannabinoid-System gehören, werden quasi von Cannabionoiden „aufgesperrt".

Mit dem Endocannabinoid-System kannte die Medizin nun ein völlig neues biologisches Übertragungssystem. Es stellte sich heraus, dass es für den Stoffwechsel und die Regulierung der Gesundheit von fundamentaler Bedeutung ist – und dass wir über diese Rezeptoren verfügen, weil unser Körper selbst eine natürliche Form der Cannabinoide ausschütten kann (die Vorsilbe „endo" kommt vom Wort „endogen" und das bedeutet „aus dem Körperinneren stammend"). Sie sind an der Steuerung von Schlaf, Appetit, Bewegungskontrolle (zum Beispiel Krämpfen), Schmerzempfinden, Gedächtnis bzw. posttraumatischem Vergessen, Entspannung, aber auch an der Regulation des Immunsystems, Entzündungsvorgängen und Gewebeschäden beteiligt.

Die Entstehung von Krebs kann man sich etwa so vorstellen: Im Regelfall trifft ein Cannabinoid auf eine Körperzelle, setzt ein Signal ab und die Zelle löst sich in ihre Originalbausteine auf. Diese werden wiederum vom Körper verwertet oder abgebaut. Wenn der Körper jedoch durch Farb- und Konservierungsstoffe, Stress, Umweltgifte etc. oder durch Erbkrankheiten belastet ist, kann das Cannabinoid nicht zum Rezeptor gelangen und die Zelle nicht auf das Signal zum Abbau reagieren. Sie bleibt am Leben und vervielfältigt sich – und dann ist man beim Thema Krebs.

Endogene Cannabinoide

Das erste endogene Cannabinoid, das man entdeckte, wurde Anandamid getauft („Ananda" kommt aus dem indischen Sanskrit und bedeutet „Freude, Glück, Abwesenheit von Unglück oder Glückseligkeit"). Anandamid dockt im Körper dort an, wo auch THC andocken kann und wirkt ähnlich. Es beeinflusst physiologische Systeme wie Schmerz, Appetitregulierung, Lust und Belohnung. Darüber hinaus ist es auch sehr wichtig für die weibliche Fruchtbarkeit, da es während der ersten Phase der Schwangerschaft die Implantation des jungen Embryos in der Wand des Uterus garantiert.

Exkurs für Interessierte: Die Rezeptoren des Endocannabinoid-Systems

CB1-Rezeptoren

Diese Rezeptoren befinden sich vor allem im zentralen Nervensystem (ZNS), größtenteils im Kleinhirn und im Hippocampus, wo sie eine wesentliche Rolle bei den Prozessen des Lernens und der Erinnerung spielen. Sind dort in Bereichen vorzufinden, die mit den kognitiven Funktionen, mit Erinnerung, Angst, Schmerz, Sinneswahrnehmung, motorischer Koordination und Hormonfunktionen im Zusammenhang stehen. Darüber hinaus sind sie in geringen Anteilen im Immunsystem, peripheren Nervensystem, Darm, Hoden, Herz, Dünndarm, Knochenmark, in der Prostata und Gebärmutter und in den Gefäßen zu finden.

Zu wenige Endocannabinoide?

Anfang der 2000er-Jahre sprach man erstmals von der Theorie eines Endocannabinoidmangel-Syndroms (Clinical Endocannabinoid-deficiency Syndrome, kurz CED). Erkrankungen wie Migräne, Fibromyalgie, Schizophrenie oder das Reizdarmsyndrom wurden mit einem Mangel an diesen körpereigenen Stoffen in Verbindung gebracht.

Vermutlich wurden aber bislang nicht alle Cannabinoide oder Cannabinoidrezeptoren gefunden. Man forscht weiter – auch um die Wirkung der Stoffe besser zu verstehen und sie damit gezielter medizinisch einsetzen zu können. So versucht man auch zu ergründen, wie unsere Endocannabinoide durch pflanzliche Cannabinoide ergänzt werden können. Umfangreiche Studien zeigen bereits jetzt ein großes Potenzial für die Gesundheit und weisen auf eine bedeutende therapeutische Rolle dieser „externen" Cannabinoide hin.

Das Vorkommen in Bereichen des Hippocampus und der Hirnrinde steht in Zusammenhang mit der antiepileptischen Wirkung von Cannabinoiden. Die CB1-Rezeptoren sind außerdem für die psychoaktive Wirkung von Cannabis verantwortlich.

CB2-Rezeptoren

Diese Rezeptoren befinden sich hauptsächlich in Strukturen des Immunsystems und spielen eine bedeutende Rolle bei dessen Regulation und Modulation, auch sind die Zellen am Auf- und Abbau der Knochen beteiligt.

Im Nervengewebe ist der CB2-Spiegel viel niedriger als der CB1-Spiegel. CB2-Rezeptoren des Zentralnervensystems befinden sich in erster Linie in Nervenzellen und steigern ihre Anzahl bei Entzündungsprozessen oder nach einer Gewebeverletzung auf etwa das 100-Fache.

Es wird davon ausgegangen, dass CB2-Rezeptoren für die Balance des Immunsystems verantwortlich sind. Im Gegensatz zu CB1-Rezeptoren wurde nicht beobachtet, dass die Aktivierung von CB2-Rezeptoren psychoaktive Wirkungen hervorruft.

Omega-3-Fettsäuren und ihre Wirkung auf die CB2-Rezeptoren

CB2-Rezeptoren können ermüden und dann ihre Funktionen nicht mehr in vollem Umfang erfüllen. Diesem Effekt kann man entgegenwirken, indem man auf die ausreichende Zufuhr von Omega-3-Fettsäuren achtet. Leider ist unsere Ernährung überreich an Omega 6, aber arm an Omega 3. Da die beiden Fettsäuren um die gleichen Stoffwechselwege konkurrieren, hemmt ein Zuviel an Omega 6 die Arbeit der Omega-3-Fettsäuren und der Körper regelt die Produktion der Cannabinoid-Rezeptoren herunter.

Manche US-amerikanischen Gesundheits- und Regierungsorganisationen empfehlen die regelmäßige Einnahme der Omega-3-Fettsäuren EPA und DHA. Für den täglichen Bedarf werden zwischen 100 Milligramm und 600 Milligramm genannt. Die Europäische Behörde für Lebensmittelsicherheit (EFSA) veröffentlichte im März 2010 ebenfalls ernährungsbezogene Richtlinien: Empfohlen wird die tägliche Aufnahme von 250 Milligramm EPA und/oder DHA.

Hier kommt auch wieder ein Hanfprodukt ins Spiel, das Hanfsamenöl (siehe auch Seite 63): Es ist eines der gesündesten Öle, steht allerdings noch im Schatten anderer bekannter Öle. Hanföl weist ein ideales Verhältnis von Omega-6- zu Omega-3-Fettsäuren auf.

In vielen Ölen, wie auch im Hanfsamenöl, ist als Vertreterin der Omega-3-Fettsäuren die Alpha-Linolensäure enthalten. Diese muss der Körper jedoch erst in EPA und DHA umwandeln, denn nur davon kann unser Organismus profitieren. Für die Umwandlung werden auch verschieden Vitamine, Mineralien und Spurenelemente benötigt.

THC reagiert am häufigsten mit diesen Rezeptoren, wobei es eine höhere Affinität für CB1 als für CB2 aufweist. Heute wissen wir aber, dass noch viele weitere Rezeptoren des Endocannabinoid-Systems und damit wichtige Andockstellen in unserem Körper existieren, die wir im Folgenden vorstellen.

5-HT1A-Rezeptoren

Diese Rezeptoren kommen hauptsächlich in Strukturen des zentralen Nervensystems vor, wie zum Beispiel in der Großhirnrinde, im Hippocampus und in den Mandeln. Sie sorgen innerhalb der Zelle für unterschiedliche chemische Nachrichten, die sowohl aktivierende als auch hemmende Reaktionen hervorrufen können. In unserem Körper sind sie unter anderem in Prozesse wie Angst, Sucht, Appetit, Schlaf, Schmerzwahrnehmung, Übelkeit und Erbrechen involviert.

CBD in hohen Dosen kann diese Rezeptoren aktivieren, was unter anderem angstlösende, antidepressive und nervenschützende Effekte hat.

Rezeptoren vom Typ GPR55 und GPR119

Rezeptoren vom Typ GPR befinden sich in den Nebennieren, der Milz und im Verdauungssystem – und sind darüber hinaus großflächig im Zentralnervensystem (ZNS) verteilt.

Aufgrund ihrer breiten Verteilung im ZNS werden den GPR55-Rezeptoren verschiedene Funktionen zugeschrieben, wie zum Beispiel im Zusammenhang mit Lernprozessen, mit der Gedächtnisleistung, der willkürlichen Bewegung und Feinmotorik, dem räumlichen Gedächtnis und der Orientierung, der Angstregulierung, der Hyperaktivität, dem Essverhalten, der Flüssigkeitsaufnahme, aber auch den Emotionen.

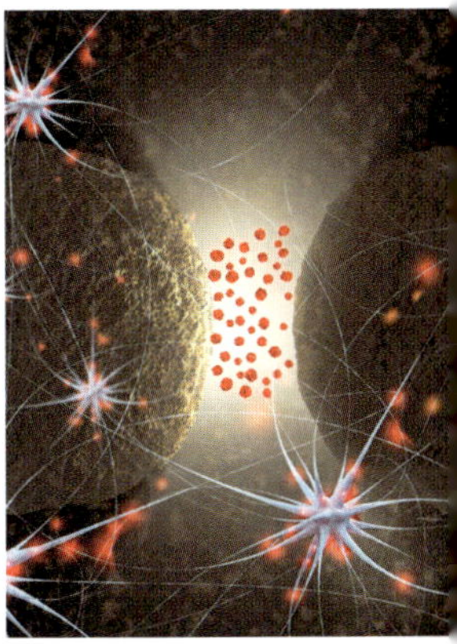

Es gibt Hinweise darauf, dass GPR55-Rezeptoren eine wichtige Rolle bei der Regulation des Knochenstoffwechsels, der Kontrolle entzündlicher Schmerzen sowie beim Wachstum von Tumorzellen spielen. Im Gewebe von Tumoren unterschiedlichen Ursprungs wurde, im Vergleich zum gesunden Gewebe, eine deutlich höhere Anzahl des Rezeptors beobachtet. Diese hohe Dichte wird auch mit einer erhöhten Tumoraggressivität und als Folge davon mit einer schlechteren Prognose für den Patienten in Zusammenhang gebracht.

Neuere Studien schreiben den GPR55-Rezeptoren zudem eine mögliche Beteiligung an der Kontrolle der Schmerzempfindung zu. Im Tierversuch hat man festgestellt, dass Mäuse, denen dieser Rezeptor fehlt, keine Überempfindlichkeit auf schmerzhafte Reize zeigten.

CBD und THC wirken auf diesen Rezeptor. CBD als Antagonist – und THC als Agonist bei niedrigeren Dosen und Antagonist bei höheren Dosen. Als Antagonisten bezeichnet man eine Substanz oder Struktur, die die Wirkung einer Referenzsubstanz (Agonist) aufhebt oder eine entgegengesetzte Wirkung entfaltet. Kurz gesagt heißt das: THC und CBD beeinflussen sich hier gegenseitig.

GPR119-Rezeptoren treten in der Bauchspeicheldrüse und im Darmgewebe auf. Ihre Lage in der Bauchspeicheldrüse und im Darm weist auf eine mögliche Beteiligung von GPR119 an der Kontrolle des Zuckerstoffwechsels und am Übergewicht hin.

Vanilloid-Rezeptoren (TRPV)

Diese Rezeptoren sind sehr weit verbreitet, denn sie sind praktisch in allen Geweben vorhanden, insbesondere im zentralen und peripheren Nervensystem. Sie sind verantwortlich für eine Vielzahl von Zellfunktionen (Einleitung von Schmerz, Temperaturempfinden, Speichelsekretion, Entzündung, glatter Muskeltonus und Calcium- und Magnesium-Gleichgewicht etc.). Die Rezeptoren spielen eine wichtige Rolle in der Regulierung von entzündlichen Prozessen. Bildlich gesprochen sind TRP-Kanäle, aus dem Englischen „transient receptor potential channels", so etwas wie SOS-Kanäle, über die Schmerz- und Entzündungssignale gesendet werden.

Die im Folgenden aufgelisteten Studien zeigen die Wirkung von Cannabinoiden auf den menschlichen Körper (für alle, die sich noch eingehender mit dieser Thematik auseinandersetzen möchten):

- **Cannabinoide schützen gegen Sonnenbrand und Hautkrebs (CB1-Rezeptoren in der Haut).**
  Cannabidiol upregulates melanogenesis through CB1 dependent pathway by activating p38 MAPK and p42/44 MAPK.Hwang YS, Kim YJ, Kim MO, Kang M, Oh SW, Nho YH, Park SH, Lee J. Chem Biol Interact. 2017 Aug 1;273:107-114. doi: 10.1016/j.cbi.2017.06.005. Epub 2017 Jun 7.

- **Cannabinoide schützen Nervenzellen vor dem Absterben und somit auch vor Demenz.**
  A chronic low dose of Δ9-tetrahydrocannabinol (THC) restores cognitive function in old mice. Bilkei-Gorzo A, Albayram O, Draffehn A, Michel K, Piyanova A, Oppenheimer H, Dvir-Ginzberg M, Rácz I, Ulas T, Imbeault S, Bab I, Schultze JL, Zimmer A. Nat Med. 2017 Jun;23(6):782-787. doi: 10.1038/nm.4311. Epub 2017 May 8.

- **Cannabinoide verlangsamen den Alterungsprozess.**
  Potential Therapeutical Contributions of the Endocannabinoid System towards Aging and Alzheimer's Disease. Bonnet AE, Marchalant Y. Aging Dis. 2015 Oct 1;6(5):400-5. doi: 10.14336/AD.2015.0617.

- **Cannabinoide erweitern die Bronchien und helfen bei Asthma.**
  Δ9-Tetrahydrocannabinol reverses TNFα-induced increase in airway epithelial cell permeability through CB2 receptors. Shang VC, Kendall DA, Roberts RE. Biochem Pharmacol. 2016 Nov 15;120:63-71. doi: 10.1016/j.bcp.2016.09.008. Epub 2016 Sep 15.

- **Cannabinoide finden sich auch in der Muttermilch. Sie sorgen bei Babys für Heißhunger und fördern die Mutter-Kind-Beziehung.**
  Cannabinoid modulation of mother-infant interaction: is it just about milk? Manduca A, Campolongo P, Trezza V. Rev Neurosci. 2012;23(5-6):707-22. doi: 10.1515/revneuro-2012-0074.

- **Cannabinoide haben Einfluss auf den programmierten Zelltod und wirken auch gegen Tumorzellen.**
  Cannabinoids as Modulators of Cell Death: Clinical Applications and Future Directions. Fonseca BM, Teixeira NA, Correia-da-Silva G. Rev Physiol Biochem Pharmacol. 2017;173:63-88. doi: 10.1007/112_2017_3.

- **Cannabinoide wirken antioxidativ.**
  Cannabinoid CB2 receptors are involved in the protection of RAW264.7 macrophages against the oxidative stress: an in vitro study. Giacoppo S, Gugliandolo A, Trubiani O, Pollastro F, Grassi G, Bramanti P, Mazzon E. Eur J Histochem. 2017 Jan 23;61(1):2749. doi: 10.4081/ejh.2017.2749.

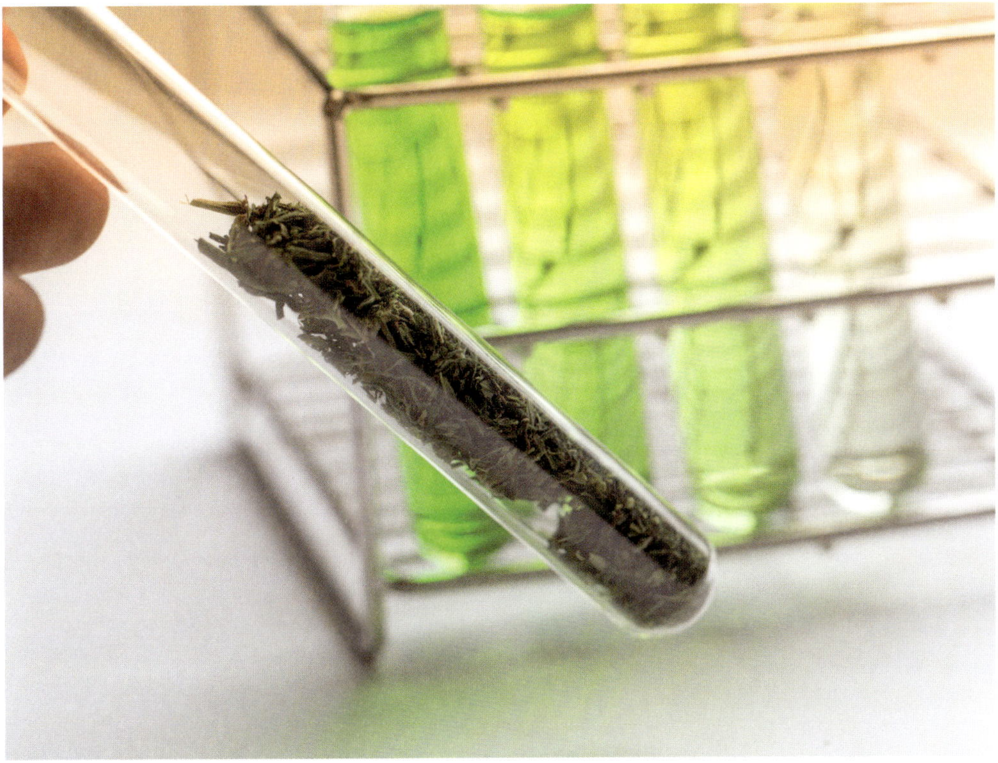

Weitere wichtige Cannabinoide

Bisher wurden mehr als 100 Cannabinoide nachgewiesen. In den meisten Pflanzen kommen nur drei bis vier davon in höherer Konzentration vor, was deutlich macht, wie vielfältig die Hanfpflanze ist und wie unterschiedlich ihre Wirkung je nach Sorte sein kann.

Die mittlerweile sehr bekannten und relativ gut erforschten Cannabinoide THC und CBD haben gezeigt, dass sie tiefgreifende medizinische Effekte besitzen. Daher hat sich die Erforschung der möglichen medizinisch nutzbaren Wirkungen von Cannabisbestandteilen in den vergangenen Jahrzehnten vor allem auf diese beiden Stoffe konzentriert. In den letzten Jahren ist jedoch auch das Interesse an anderen Cannabinoiden gestiegen, dazu zählen vor allem CBG (Cannabigerol), CBN (Cannabinol) und CBC (Cannabichromen).

Wie konsumiert man CBG, CBN und CBC?

Naturextrakte enthalten im Gegensatz zu Reinsubstanzen unterschiedliche Anteile des in der Pflanze vorkommenden Wirkungsspektrums. Im CBD-Öl zum Beispiel sind neben CBD auch andere Cannabinoide, wie CBG, CBN und CBC, wirksam sowie verschiedene Terpene (zu den Terpenen siehe Seite 54).

Andere Möglichkeiten, diese Cannabinoide zu konsumieren, sind das Rauchen oder Verdampfen von Cannabisblüten. Derzeit sind spezielle CBD-Blüten am österreichischen, deutschen und Schweizer Markt erhältlich, die auch Bestandteile von CBG, CBN und CBC enthalten. In Österreich und Deutschland dürfen gewisse sehr stark CBD-haltige Blüten nicht angebaut werden, weil sie nicht in der EU-Sortenliste aufscheinen, als Importware kommen sie meist aus der Schweiz.

CBG ist im deutschsprachigen Raum mittlerweile über diverse Anbieter auch als Reinsubstanz erhältlich.

Cannabigerol (CBG)

In den meisten Hanfsorten kommt Cannabigerol für gewöhnlich in Konzentrationen von einem Prozent oder weniger vor, weshalb es kein Wunder ist, dass diese Verbindung bis dato nicht so viel Aufmerksamkeit bekommen hat wie andere.

CBG ist ein sogenanntes nicht-psychoaktives Cannabinoid. Es zählt zu den ersten Cannabinoiden, die in der Hanfpflanze gebildet werden, und kann deshalb als „Stammzelle" anderer Cannabinoide gesehen werden.

Wirkungsmechanismus

Man hat festgestellt, dass CBG die CB1-Rezeptoren des Endocannabinoid-Systems (siehe Seite 41) – sehr schwach – aktiviert, somit das zentrale Nervensystem beeinflusst und hemmend gegenüber THC wirkt. Es wird angenommen, dass es auch eine Wirkung auf CB2-Rezeptoren hat.
Aufgrund bestimmter Reaktionen kann CBG auch schmerzübertragende Nerven hemmen. Kommen ausreichend viele entsprechende Signale zusammen, ist die Schmerzübertragung auf ihrem Weg zum Gehirn gestoppt: Der Betroffene registriert nur Kälte, aber keinen Schmerz.

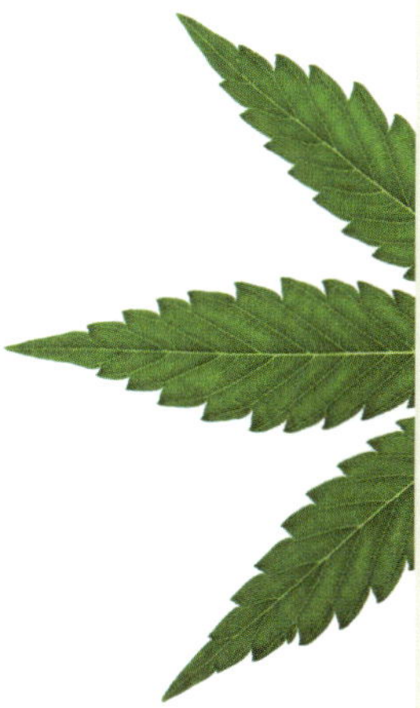

Decarboxylierung

CBG liegt in Cannabispflanzen in Form von Cannabigerolsäure (CBGA) vor und ist die Vorstufe der Tetrahydrocannabinolsäure (THCA), der Cannabidiolsäure (CBDA) und der Cannabichromensäure (CBCA).

Wenn hohe Temperaturen auf CBGA, THCA, CBDA und CBCA einwirken, wird ein Prozess namens „Decarboxylierung" in Gang gesetzt, der bewirkt, dass ihre chemischen Strukturen jeweils eine Kohlenstoffgruppe abgeben und so von ihrer neutralen Form in CBG, THC, CBD und CBC umgewandelt und damit aktiviert werden.

Neben seiner einzigartigen Rolle bei der Bildung von anderen Cannabinoiden kann CBG eine Reihe wichtiger medizinischer Wirkungen aufweisen.

Medizinische Einsatzgebiete

Zwei Gründe lassen eine Therapie mit Cannabigerol aufgrund des oben genannten Wirkungsmechanismus attraktiv erscheinen. Zum einen haben Menschen mit chronischen Schmerzen eine erhöhte Zahl bestimmter Rezeptoren, die bei diesem Mechanismus eine Rolle spielen, sodass sie gut auf die Therapie ansprechen dürften (bei akuten Schmerzen spielen allerdings andere Signalwege eine Rolle). Zum anderen ist die Einnahme von Tropfen nicht notwendig, denn um stundenlang schmerzfrei zu sein, reicht es theoretisch aus, eine CBG-haltige Creme auf die betroffene Hautstelle aufzutragen. Überdies kann sich die schmerzlindernde, kühlende Kraft auch auf Stellen auswirken, die gar nicht direkt eingerieben werden – ein sehr vielversprechender Therapieansatz also bei Menschen, die unter Schmerzen durch Nervenschäden, Phantomschmerzen an amputierten Gliedern oder einer Schädigung durch einen Tumor leiden.

Die Datenlage über weitere therapeutische Wirkungen von Cannabigerol ist zurzeit noch sehr dünn. Darüber hinaus wurden die Studien bisher nur an Tieren durchgeführt. Dabei konnte nachgewiesen werden, dass CBG entzündungshemmend bei Darmkrankheiten, gegen Übelkeit und Erbrechen, schmerzlindernd und antibakteriell wirkt und den Augeninnendruck senken kann. Zudem hat es eine blutdrucksenkende Wirkung und kann bei Blasenschmerzen, einer Überaktivität der Harnblase und bei Prostatakrebs von Nutzen sein.

Cannabichromen (CBC)

CBC ist das dritthäufigste Cannabinoid nach THC und CBD. Die Urformen der Hanfpflanze, speziell jene, die in Indien wachsen, weisen den höchsten CBC-Gehalt auf. Generell haben jüngere Pflanzen noch einen höheren CBC-Anteil.
Ähnlich wie CBD hemmt CBC bei Mäusen die durch THC verursachten psychischen Effekte. Studien haben in den letzten Jahren gezeigt, dass CBC auch mit CBD wirkt. Die beiden Stoffe arbeiten – mit weiteren Cannabinoiden – bei der Bekämpfung von Schmerzen und Depressionen zusammen und verstärken sich gegenseitig.

Wirkungsmechanismus

CBC interagiert direkt mit den CB1- und CB2-Rezeptoren sowie mit TRP-Rezeptoren. Es besitzt keine psychoaktive Wirkung, verstärkt jedoch die therapeutischen Effekte von THC. Zudem hemmt es die Aufnahme von Anandamid in die Zellen, sodass dieses Endocannabinoid länger wirken kann.

Medizinische Einsatzgebiete

- **Antibakterielle Wirkung**
  CBC wirkt gegen eine Vielzahl von Bakterien, zum Beispiel gegen E. coli oder den multiresistenten Staphylococcus aureus. Außerdem wurde festgestellt, dass man CBC gegen zahlreiche Pilze einsetzen kann, wie zum Beispiel gegen den schwarzen Schimmel (Aspergillus niger).

- **Schmerzlindernder Effekt**
  Es wird davon ausgegangen, dass CBC Entzündungen und Schmerzen hemmen kann, indem es die schmerzlindernde und entzündungshemmende Wirkung von THC verstärkt und unterstützt.

- **Entzündungshemmender Effekt**
  Eine im Jahr 2010 veröffentlichte Studie belegt, dass CBC Ödeme und Entzündungen des Darmtrakts reduzieren kann. Es konnte auch gezeigt werden, dass dieser Effekt unabhängig von den CB-Rezeptoren auftrat. Dies könnte erklären, weshalb CBC eine stärkere entzündungshemmende Wirkung entfaltet, wenn es mit anderen Cannabinoiden, vor allem mit THC, kombiniert wird. Eine weitere Studie zeigte, dass CBC die Hypermotilität des Magen-Darm-Trakts normalisiert, ohne die Durchgangszeit im Darm zu verkürzen. CBC wirkt sich aber nicht auf die Motilität eines gesunden Darms aus, die Wirkung kommt also nur zum Tragen, wenn eine Entzündung vorhanden ist. CBC könnte deswegen eine bedeutende Rolle bei der Therapie von entzündlichen Darmerkrankungen wie Morbus Crohn oder Colitis ulcerosa spielen.

- **Förderung der Gehirnentwicklung, Wirksamkeit bei Depression und chronischem Stress**
  CBC erhöht die Lebensfähigkeit von Gehirnzellen und hat deutlich positive Effekte auf die Neurogenese, die Bildung von Nervenzellen aus bestimmten Stamm- oder Vorläuferzellen. Eine Studie zeigte, dass CBC vor allem in Verbindung mit CBD und CBG das Gehirnwachstum bei Erwachsenen stimuliert, wodurch es bei Erkrankungen wie Depression und Alzheimer eingesetzt werden könnte.

  Eine Studie an der Universität von Mississippi im Jahr 2010 identifizierte eine signifikante antidepressive Wirkung von Cannabichromen in Rattenmodellen und stellte auch fest, dass Ratten nach CBC-Gaben bei Stresstests besser abschnitten.

- **Wirksamkeit gegen Akne**
  Eine im Jahr 2016 veröffentlichte Studie zeigte die gute Wirksamkeit von CBC gegen Akne. CBC hemmt die Talgproduktion, während es gleichzeitig auch die Wirkung der Arachidonsäure reduziert, beides sind Schlüsselfaktoren bei der Entstehung von Akne. Die Hemmung dieser wichtigen Auslöser und seine entzündungshemmenden Eigenschaften machen CBC zu einer ernstzunehmenden Behandlungsalternative bei Akne.

Cannabinol (CBN)

Im Gegensatz zu CBC, das in jüngeren Pflanzen vorkommt, findet man CBN vorrangig bei älteren Pflanzen. Während andere Cannabinoide durch natürliche Prozesse innerhalb der Pflanze gebildet werden, entsteht CBN durch Oxidation, nämlich dann, wenn THC externen Faktoren wie Luft und UV-Licht ausgesetzt ist und dadurch abgebaut wird.

Tatsächlich fand man dieses Cannabinoid im ältesten bekannten Cannabisvorrat, den man in einem 2700 Jahre alten Grab in China entdeckte. Dass es dort sogar in relativ großen Mengen vorlag, überrascht nicht, wenn man die lange Zeit bedenkt, die es altern und reifen konnte.

Wirkungsmechnismus

Dieses Cannabinoid ist ein partieller Agonist der CB1-Rezeptoren und weist eine hohe Affinität zu CB2-Rezeptoren auf. Eines der Merkmale von CBN ist, dass es psychoaktive Komponenten enthält, diese Effekte fallen jedoch sehr gering aus, THC wirkt etwa acht- bis zehnmal stärker.

Medizinische Einsatzgebiete

CBN wirkt:

- gegen Schlaflosigkeit
- entspannend
- antibakteriell
- entkrampfend
- antiemetisch
- entzündungshemmend
- appetitstimulierend (Chemotherapie)
- gegen chronische Muskelschmerzen (Fibromyalgie)
- als gute Alternative zur Bekämpfung neuropathischer Schmerzen

Die aktuelle Datenlage ist leider sehr dünn, es existieren nur kleine, nicht sehr aussagekräftige Pilotstudien – mit allerdings vielversprechenden Ansätzen.

Dr. med. Patrick Thurner: Der „Entourage-Effekt“

Cannabinoide werden – zum Teil auch illegal – von Menschen mit oft schwerwiegenden Erkrankungen und einem dementsprechend großen Medikamentenkonsum angewendet und das ohne schädliche Wechselwirkungen. Klinische Studien haben gezeigt, dass es sogar eine „wechselseitige“ Verbesserung des therapeutischen Effektes gibt.

2011 veröffentlichte der Neurologe Ethan Russo eine ausführliche Abhandlung über die existierende Forschung, die sich mit den Interaktionen zwischen den verschiedenen in der Cannabispflanze enthaltenen Cannabinoiden und Terpenoiden beschäftigt. Diverse Studien hatten bereits etliche dieser Interaktionen erforscht, doch Russo prägte hierfür als Erster den Begriff „entourage effect“. Er zeigte, dass die gewünschte Wirkung oft nur durch die Kombinationen einzelner Cannabinoide eintritt, aber auch, dass Cannabinoide die Wirkung von anderen Medikamenten verstärken bzw. deren Nebenwirkungen abschwächen können.

Ich habe dies vor allem bei Schmerzmitteln wie zum Beispiel Morphinen beobachtet, wo oft die Dosis reduziert werden konnte. Von Relevanz ist die Verstärkung des dämpfenden Effekts von Cannabis in Kombination mit anderen psychotropen Substanzen wie Alkohol und Schlafmitteln sowie Mitteln, welche die Herzfrequenz beeinflussen. Zu beachten ist, dass CBD einige körpereigene Leberenzyme moduliert, wodurch Wechselwirkungen mit anderen Medikamenten einhergehen können. So werden zum Beispiel mit Hilfe von CBD manche Medikamente früher, andere wiederum gar nicht in der Leber abgebaut.

Es gilt als praktisch ausgeschlossen, dass durch den therapeutischen Gebrauch von Cannabispräparaten eine körperliche oder psychische Abhängigkeit entstehen kann. Das liegt daran, dass die Dosierung von zum Beispiel THC-haltigen Präparaten weit unterhalb einer berauschend wirkenden Dosis liegt.

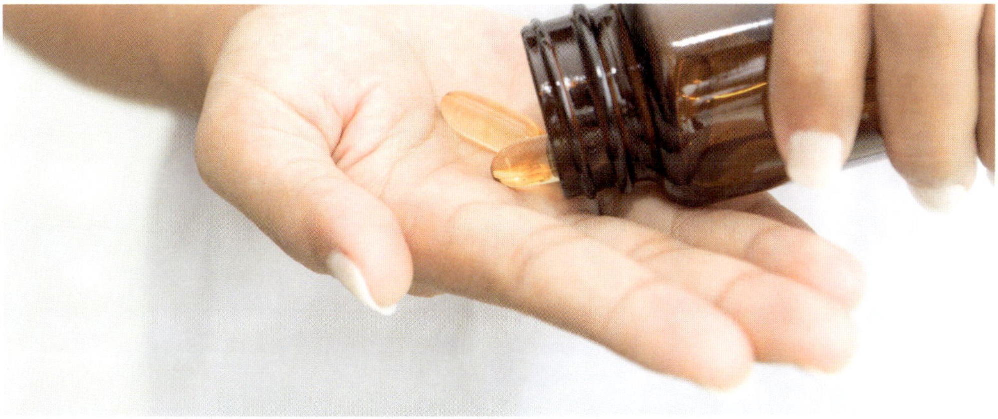

Terpene

Terpene sind flüchtige Stoffe, die unter anderem für Gerüche verantwortlich sind – so schlagen Drogenhunde beispielsweise nicht auf THC, sondern auf ein Terpen an.

Beim Hanf spielen diese Stoffe eine entscheidende Rolle hinsichtlich des Geschmacks und der Wirkung, vor allem auch der Heilwirkung. Manche Terpene entfalten allerdings ihre (Heil-)Wirkung erst in Kombination mit Cannabinoiden, anderen Terpenen oder Stoffen. Bei vielen Terpenen ist man sich jedoch sicher, dass sie auch ohne Cannabinoide wirken.

In der Natur haben Terpene verschiedene Funktionen. Eine Pflanze hat gute Gründe, Terpene zu bilden und ausströmen zu lassen. Sie möchte Schädlinge oder Pflanzenfresser abhalten, Bestäuber oder „Samen-Transporttiere" anlocken und sich gegen Krankheiten wappnen.

Auch wenn im Hanf hunderte Terpene vorkommen – die meisten davon sind vermutlich unbedeutend oder in einer viel zu geringen Konzentration vorhanden, um wirken zu können.

Konsumiert werden können Terpene derzeit über die Einnahme von Naturextrakten, die immer auch diese flüchtigen Stoffe enthalten, oder aber durch das Rauchen und Verdampfen von weitgehend THC-freien Cannabisblüten.

Zu den relevanten Terpenen zählen:

- **Alpha-Pinen:** kommt auch in Kiefernadeln vor und macht den Kiefernadelgeruch aus.

Es wirkt antibakteriell und hemmt damit Entzündungen, soll aber auch das Gedächtnis verbessern oder bei der Krebstherapie helfen. A-Pinen wirkt einigen THC-Effekten entgegen.

- **Linalool:** kommt auch im Lavendel vor, es wird mitunter den Terpenoiden (einer ähnlichen Stoffgruppe) zugeordnet.

Dieses Terpen kann schmerzlindernd, krampf- oder angstlösend sein. Es scheint auch eine entzündungshemmende Wirkung zu haben und kann dabei helfen, Entzündungen von Tabakraucher-Lungen abklingen zu lassen. Außerdem kann Linalool gegen Akne helfen.

• **Beta-Caryophyllen:** kommt auch im schwarzen Pfeffer oder Nelkenöl vor, es wird mitunter den Terpenoiden zugeordnet.

Der Stoff kann entzündungshemmend und schmerzlindernd wirken, schützt den Magen und den restlichen Verdauungstrakt. Auch bei Arthritis oder Geschwüren kann ß-Caryophyllen helfen. Es kann nachweislich an die CB2-Rezeptoren andocken. Sein Geruch ist scharf und pfeffrig.

• **Myrcen:** kommt auch im Hopfen oder Thymian vor, es wird mitunter den Terpenoiden zugeordnet.

Myrcen kann eine gute Einschlafhilfe sein und muskelentspannend wirken, zudem scheint es eine krebshemmende Wirkung zu haben und auch gegen Depressionen zu helfen.

Der Geruch von Myrcen erinnert an Zitronen, Mangos und Minze oder auch an Moschus. Es kann bis zu 50 Prozent der ätherischen Öle im Cannabis ausmachen. Myrcen und THC verstärken einander.

• **Limonen:** kommt in Zitrusfrüchten oder Minze vor und macht hier den Geruch aus, es wird mitunter den Terpenoiden zugeordnet.

Eine antidepressive und angstlösende Wirkung kann beobachtet werden, zudem hilft Limonen gegen Sodbrennen und andere Magen-Darm-Beschwerden und löst Gallensteine auf. Es wirkt antioxidativ, antibakteriell und gegen Pilzerkrankungen. Auch dieses Terpen soll eine krebshemmende Wirkung aufweisen.

• **Humulen oder Alpha-Caryophyllen:** kommt auch im Koriander oder Hopfen vor.

Die Wirkung dieses Terpens ist antibakteriell und entzündungshemmend, zudem gilt Humulen als Appetitzügler. Dem Bier gibt es sein besonderes Aroma.

• **Borneol:** kommt auch im Kampfer vor und ähnelt diesem im Geruch. Es wird mitunter den Terpenoiden zugeordnet, wirkt antibiotisch, beruhigend und setzt psychoaktive Effekte in Gang.

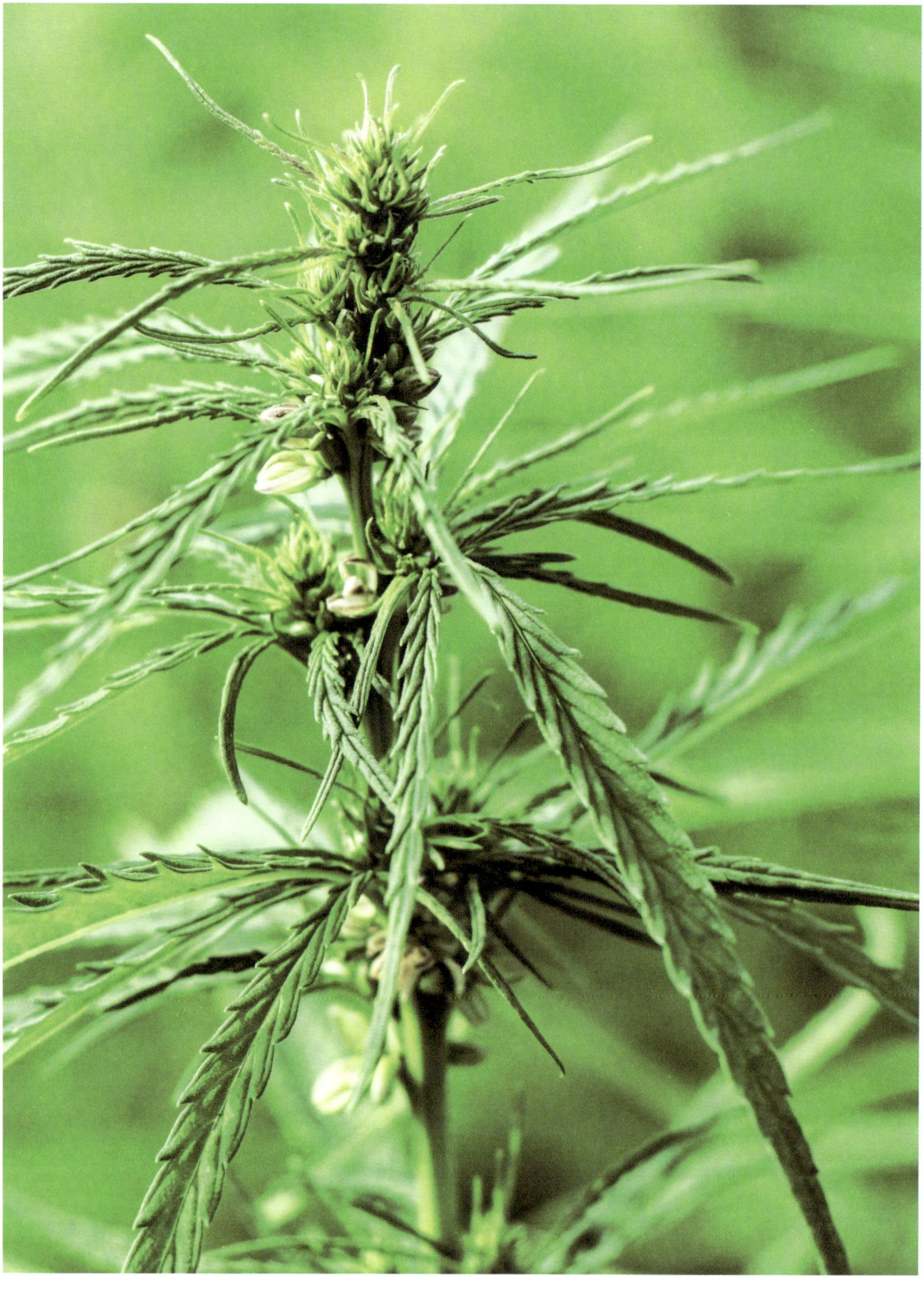

Die rechtlichen Aspekte von Cannabis als potente Arzneipflanze

Was ist legal, was nicht?

Obwohl wissenschaftlich bereits bestätigt wurde, dass durch Cannabis keine körperliche Abhängigkeit entstehen kann und aktuelle Studien auch die relative Harmlosigkeit in anderen Bereichen belegen, unterliegen die Hanfpflanze und die daraus gewonnenen Produkte weltweit meist strengsten Reglementierungen. Hier finden Sie eine Übersicht zu den Regelungen bezüglich des Anbaues von THC- bzw. CBD-haltigem Hanf und über die Wirkstoffe und Medikamente, die in Österreich, Deutschland und der Schweiz legal auf dem Markt sind (genauere Infos zu diesen Mitteln gibt's in den Kapiteln „Hauptwirkstoff Nummer eins: Tetrahydrocannabidol, ab Seite 25, und „Hauptwirkstoff Nummer zwei: Cannabidiol", ab Seite 30).

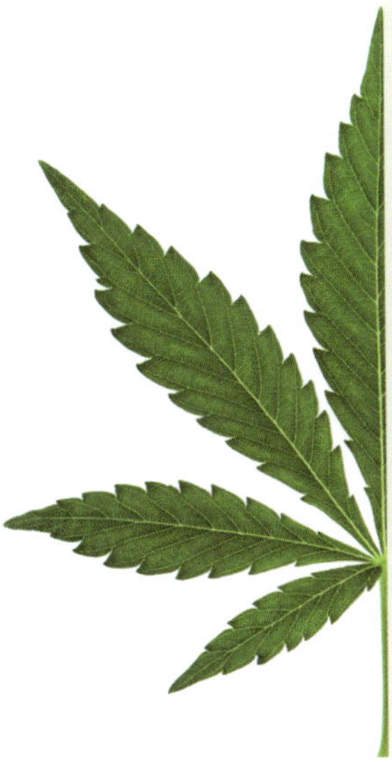

Boom-Pflanze mit oft unklarer Rechtsgrundlage

Die vergleichsweise schnelle Entstehung neuer wirkungsvoller Cannabisprodukte, vor allem im medizinischen und pharmazeutischen Bereich, hat die Rechtssysteme der einzelnen Staaten allerdings etwas überrumpelt. Der allgemeine Legalisierungstrend greift in Europa nur sehr langsam und Cannabis ist mit Ausnahme des nicht psychoaktiven Nutz- oder Industriehanfs größtenteils immer noch als Suchtmittel eingestuft. Die rechtlichen Unterschiede in den einzelnen Ländern sind, etwas überspitzt formuliert, fast so zahlreich wie die Inhaltsstoffe der Pflanze selbst. Gesetzesänderungen stehen beinahe an der Tagesordnung. Die Übersicht über die rechtlichen Aspekte von Cannabis kann deshalb nur den aktuellen Stand der Dinge bei Erscheinen dieses Buches wiedergeben.

Österreich

Anbau

THC-haltiger Hanf: Aufgrund einer Gesetzesnovelle durfte nach der Verbotswelle erst wieder im Jahr 2008 THC-haltiges Cannabis zu medizinischen Zwecken angebaut werden (Österreich war hier durchaus Vorreiter). Allerdings ist es einzig und allein der Agentur für Ernährungssicherheit (kurz AGES) erlaubt, Cannabis indica legal und offiziell zu kultivieren und zum Blühen zu bringen.

Schon der Verkauf von Samen, die nicht im EU-Saatgutkatalog stehen, ist als (Mithilfe zur) Erzeugung von Cannabis strafbar, wenn der Verkäufer davon ausgehen muss, dass die Samen zur „Rauchwarenerzeugung" verwendet werden. Ein in Österreich dennoch boomender Markt ist der Verkauf von Stecklingen, d. h. von vorgezogenen Cannabispflanzen. Es handelt sich hierbei meist um Indicas, also um potente Pflanzen. Um die Verwirrung komplett zu machen: Ja, das ist nicht verboten, es handelt sich um eine rechtliche Grauzone. Solange diese genetisch potenten Pflanzen nicht zur Blüte gebracht werden, sind Anbau und Verkauf völlig straffrei. Wobei der Anbau eigentlich nur dann straffrei ist, wenn man nicht die Absicht hat, Marihuana aus den Blüten zu erzeugen – diese Absicht hat natürlich niemand, besonders dann nicht, wenn die Polizei vor der Tür steht. Man geht davon aus, dass pro Monat rund 250.000 solcher Stecklinge den Besitzer wechseln.

Seit 2016 gilt in Österreich der Grundsatz „Therapie statt Strafe". Das bedeutet im Wesentlichen, dass z. B. der Besitz von kleinen Mengen Cannabiskraut (d. h. unterhalb der Grenzmenge von 20 g Reinsubstanz THC) nicht zwingend zu einem Strafverfahren führt.

CBD-haltiger Nutzhanf: Da er einen THC-Gehalt von weniger als 0,3 Prozent aufweist, kann dieser Hanf in Österreich angebaut werden. Es darf jedoch nur EU-zertifiziertes Saatgut verwendet werden (siehe Seite 16) und jeder Anbau muss der Agrarmarkt Austria (AMA) gemeldet werden.

Arzneimittel

- In Österreich ist der Konsum von **THC** nur in Form von speziellen Arzneien, für die ein Rezept benötigt wird, legal (zur Bewilligungs- und Kostenübernahmepraxis siehe Seite 26). Diese Arzneien sind erhältlich:
  - der Wirkstoff Dronabinol als Rezepturarzneimittel
  - die Präparate Marinol®, Sativex© und Canemes®

- **CBD** ist als Reinsubstanz in öliger Lösung mit gewöhnlichem Rezept in der Apotheke erhältlich. Seit September 2019 ist auch Epidiolex® als erstes Fertigarzneimittel in der EU zugelassen. „CBD-Öle“ bzw. CBD-Extrakte im gewöhnlichen Handel werden EU-weit als sogenanntes „Novelfood“ betrachtet. Solange dafür keine Zulassung erfolgt, dürfen sie weder als Lebensmittel noch als Nahrungsergänzungsmittel betitelt werden. Bei Extrakten darf darüber hinaus der Grenzwert von 0,3 Prozent THC im Endprodukt, wie auch während der Produktion, nicht überschritten werden.

Deutschland

Anbau

THC-haltiger Hanf: Der Anbau ist, bis auf wenige Ausnahmen (siehe unten), verboten. Im Zuge der beschränkten Freigabe wurde 2017 eine geplante Anbau-Lizenzvergabe für medizinisches Cannabis gestartet. Dieses Ausschreibungsverfahren wurde allerdings aufgrund einer Beschwerde eines Bewerbers wieder eingestellt. Bis dato gibt es keine Angaben darüber, wann eine neue Ausschreibung geplant ist. Um Cannabis für wissenschaftliche Zwecke (nicht für Arzneimittel, sondern für die Forschung) anbauen zu dürfen, muss eine Sondergenehmigung bei der Bundesopiumstelle eingeholt werden.

THC-Hanf-Importe

Man fragt sich, wo denn das ganze medizinische Cannabis für die Arzneimittelherstellung bzw. für THC-haltige Blütenstände in Deutschland herkommt, wenn der Anbau von THC-haltigem Hanf nicht erlaubt ist. Grundsätzlich haben die Hersteller die Möglichkeit, nach der nötigen behördlichen Lizenzierung von jedem erdenklichen Produzenten aus jedem Land THC-haltigen Hanf zu importieren. Die österreichische AGES beliefert beispielsweise die Firma Bionorica zur Herstellung von Dronabinol. Der Hanf kommt aber auch aus den Niederlanden oder aus Kanada. Seit kurzem darf eine Firma in Tschechien THC-haltigen Hanf anbauen und könnte damit auch Deutschland versorgen.

CBD-haltiger Nutzhanf: Hier ist die Gesetzeslage ähnlich wie in Österreich. Nutzhanf mit weniger als 0,3 Prozent THC darf angebaut werden, sofern EU-zertifiziertes Saatgut verwendet wird. Der Anbau muss allerdings der Behörde gemeldet werden.

Arzneimittel

• In Deutschland ist der Konsum von **THC** nur in Form von speziellen Arzneien, für die ein Rezept benötigt wird, legal (zur Bewilligungs- und Kostenübernahmepraxis siehe Seite 26 und Seite 29). Diese Arzneien sind erhältlich:
  o der Wirkstoff Dronabinol als Rezepturarzneimittel
  o die Präparate Marinol®, Sativex® und Canemes®
  o THC-haltige Blütenstände (rezeptpflichtig bei mehr als 0,3 Prozent THC)

• **CBD** als Reinsubstanz ist rezeptpflichtig. Seit 2019 ist auch Epidiolex® als erstes Fertigarzneimittel in der EU zugelassen. Für „CBD-Öle“ bzw. CBD-Extrakte im gewöhnlichen Handel gilt das Gleiche wie in Österreich.

Schweiz

Anbau

THC-haltiger Hanf bzw. CBD-haltiger Nutzhanf: Der offizielle Anbau von Cannabispflanzen mit einem hohen THC-Gehalt ist nach wie vor verboten, auch für die Herstellung von Arzneimitteln. In der Schweiz wurde im Jahr 2011 allerdings die THC-Obergrenze auf ein Prozent festgesetzt. Dies eröffnete die Möglichkeit, mit Bewilligung des Bundesamtes für Gesundheit entsprechende CBD-Pflanzen mit einem THC-Gehalt von unter einem Prozent zu züchten. Aufgrund der geringen Rauschwirkung kann man dabei sozusagen von „Cannabis-light“ sprechen. Eine Volksabstimmung zur vollständigen Legalisierung in naher Zukunft ist denkbar.

Arzneimittel

• In der Schweiz ist der Konsum von **THC** nur in Form von speziellen Arzneien, für die ein Rezept benötigt wird, legal (zur Bewilligungs- und Kostenübernahmepraxis siehe Seite 26). Diese Arzneien sind erhältlich:
  o der Wirkstoff Dronabinol als Rezepturarzneimittel
  o das Präparat Sativex®

• **CBD** ist sowohl als Reinsubstanz wie auch in Extrakten legal und frei erhältlich, solange der Grenzwert von einem Prozent THC im Endprodukt, wie auch während der Produktion, nicht überschritten wird.

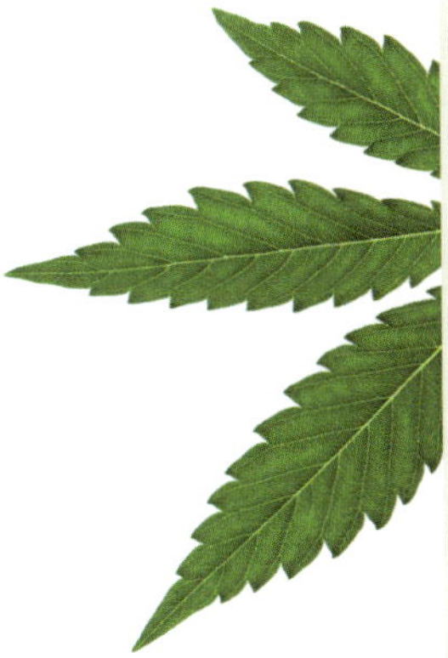

Uruguay: Nicht nur Medizinalhanf legal

Das südamerikanische Land ist weltweit der erste Staat, der den Anbau der Rauschpflanze legalisiert hat – das Parlament hat Mitte Dezember 2013 einer Gesetzesvorlage zugestimmt. Privatpersonen ist seitdem der Anbau von maximal sechs Cannabispflanzen gestattet. Zudem können sich bis zu 45 Kleinproduzenten in Clubs zusammenschließen und dürfen gemeinsam maximal 99 Pflanzen ziehen. Voraussetzung für den Anbau ist der Eintrag in ein Register. Wer ohne staatliche Erlaubnis anpflanzt, kann mit bis zu zehn Jahren Gefängnis bestraft werden. Legal ist der Kauf von monatlich bis zu 40 Gramm Marihuana in Apotheken für den privaten Konsum. Für Minderjährige bleiben Cannabissubstanzen weiterhin verboten.

Auch in anderen Staaten gibt es „allgemeine Legalisierungstendenzen" bzw. Freigaben von Cannabis – etwa in einigen Bundesstaaten der USA oder – jüngst – in Kanada. In zehn Staaten ist der Freizeitkonsum von Cannabis erlaubt.

Legalisierung von Medizinalcannabis – internationaler Trend

Irland hat den Medizinalhanf 2019 für bestimmte Erkrankungen legalisiert, die Türkei bereitet die Legalisierung gerade vor, Luxemburg plant die vollständige Legalisierung für den persönlichen Gebrauch. Die Niederlande, Tschechien und Portugal haben mit der Entkriminalisierung von medizinischem Cannabis bereits Erfahrungen gemacht. In Tschechien beispielsweise dürfen Cannabis-Substanzen zur medizinischen Anwendung – auf Rezept – seit Februar 2013 legal verkauft werden. Ein Vorreiter in Sachen medizinische Anwendung von Cannabis ist allerdings Israel – sie ist dort seit über einem Vierteljahrhundert erlaubt. Mehr als 25.000 Patienten konsumieren aktuell THC-haltige Produkte aus medizinischen Gründen. Freigaben von Hanf aus medizinischen Gründen gibt es aber auch in anderen Staaten rund um den Globus – so ist etwa „medical marijuana" in mehr als 30 Bundesstaaten der USA bereits legalisiert.

Die ernährungsphysiologischen Aspekte des Hanfs

Hanfnüsse – ein wertvolles Nahrungsmittel

Als Nahrungsmittel werden hauptsächlich die Hanfsamen verwendet. Oft werden sie auch Hanfnüsse genannt, denn botanisch betrachtet zählen sie als Früchte des Hanfes zu den Nüssen. Umgeben sind die wertvollen Früchte von einer eher glasigen, sehr dünnen und empfindlichen Schale.

Sie besitzen in ihrer Ursprungsform viele „gute" Inhaltsstoffe, neben gesundheitsfördernden Fettsäuren sind das zum Beispiel zahlreiche Mineralien, Vitamine und Ballaststoffe. Gerade ungeschälte Hanfsamen enthalten viele Ballaststoffe und sind dank der festen Schale sehr knusprig. Sie schmecken zum Beispiel im Müsli (für eine bessere Verdaulichkeit sollten sie vor dem Verzehr einige Stunden in Wasser eingelegt werden), werden aber beispielsweise auch zum Backen verwendet. Geschälte Hanfsamen werden schonend von der Schale befreit – so bleiben die wertvollen Inhaltstoffe erhalten.

In verarbeiteter Form werden Hanfsamen als Hanföl, Hanfprotein oder Hanfmehl genossen.

Vollgepackt mit sekundären Pflanzenstoffen

Auch aufgrund der in ihm enthaltenen sekundären Pflanzenstoffe kann der Hanf als Nahrungsmittel bzw. Nahrungsergänzungsmittel einen großen Beitrag zur Aufrechterhaltung der Gesundheit leisten.

Flavonoide sind wie Cannabinoide ausgeprägte Antioxidantien – bisher sind 23 Flavonoide im Cannabis bekannt. Gerade die Kombination verschiedener Cannabinoide und Flavonoide (aber auch Kombinationen anderer Substanzen) erwiesen sich wiederholt als synergetisch. Bemerkenswert ist zudem die Tatsache, dass nicht nur Cannabinoide und Beta-Caryophyllen, sondern auch einige Flavonoide mit dem Endocannabinoid-System (siehe Seite 41) interagieren und damit Einfluss auf Körperfunktionen haben.

Hanföl

Hanföl wird durch mechanische Auspressung der Hanfnuss gewonnen, es darf weder mit dem CBD-Öl, das durch Extraktion oder alkoholischen Auszug aus Hanfblüten gewonnen wird, noch mit dem Harzextrakt Haschischöl verwechselt werden. Hanföl besitzt ein Fettsäuremuster, das seinesgleichen sucht.

Gamma-Linolensäure

„Hanföl hat das Fettsäureprofil im Blut geändert und Symptome von Dermatitis erheblich gelindert" – dieser Satz aus einer finnischen Studie macht deutlich, welche heilende Wirkung von diesem Öl ausgehen kann. Verantwortlich für die Wirkung gegen Neurodermitis ist die im Hanföl enthaltene Gamma-Linolensäure. Die in der Literatur oft kurz GLA (gamma-Linolenic acid) oder auch GLS genannte Säure ist eine dreifach ungesättigte Omega-6-Fettsäure. Sie wird in jedem tierischen und menschlichen Organismus aus der essentiellen Omega-6-Fettsäure Linolsäure synthetisiert oder direkt über die Nahrung aufgenommen. Menschen mit Neurodermitis weisen oft einen GLA-Mangel auf. Die Gamma-Linolensäure, bzw. ihr Vorläufer, die Linolsäure, gilt schon seit Jahrzehnten als Ernährungstipp bei schuppiger, juckender Haut.

GLA ist ein wichtiger Ausgangsstoff für die Bildung funktionell wichtiger Strukturfette und bestimmter entzündungshemmender Stoffe. Die Einnahme dieser Säure kann daher entzündliche Vorgänge im Körper günstig beeinflussen und durch Weitstellung der Blutgefäße den Blutdruck senken. Hanföl wirkt also nicht nur auf die Haut, sondern auf den ganzen Organismus.

Neben ihrer positiven Wirkung auf die Haut spielt die Gamma-Linolensäure eine Rolle bei

- der hormonellen Regulation bei Frau und Mann,
- der Weitstellung von Blutgefäßen,
- der Weitstellung der Atemwege,
- der Entzündungshemmung,
- der Regulation der Magensäure-Absonderung,
- der Entwicklung des Nervensystems und der Regulation der Nervenreizleitung.

Die Gamma-Linolensäure wird auch bei diabetischer Neuropathie erfolgreich eingesetzt – einer möglichen Folge von Diabetes, die mit Gefühlsstörungen wie Kribbeln oder Taubheit an Händen und Füßen einhergeht.

Eine seltene Quelle

Hanföl enthält rund drei Prozent Gamma-Linolensäure und ist damit, direkt nach Borretschöl und Nachtkerzenöl, eine der seltenen Quellen für diese Fettsäure.

GLA von außen durch die Nahrung zuzuführen, ist auf jeden Fall sinnvoll. Wie bereits erwähnt, kann die Gamma-Linolensäure zwar vom Körper selbst hergestellt werden, dafür werden allerdings viele „Zutaten" in entsprechender Menge benötigt – nämlich ausreichend Linolsäure, Magnesium, Calcium, Zink, Vitamin B6 und Biotin. Im Vergleich zum Nachtkerzenöl (ca. zehn Prozent GLA) ist Hanföl wesentlich günstiger und kann auch vielseitiger eingesetzt werden. So schmeckt es beispielsweise zum täglichen Salat oder in Brotaufstrichen. Zielführend kann aber nur eine langfristige und regelmäßige Zufuhr der Omega-6-Fettsäure GLA sein.

Omega-3-Fettsäuren

Hanföl ist auch eine gute Quelle für Omega-3-Fettsäuren (sie machen etwa 18 Prozent des gesamten Fettsäurespektrums aus). Diese kommen grundsätzlich in drei Varianten vor: als Alpha-Linolensäure (ALA), Eicosapentaensäure (EPA) und Docosahexaensäure (DHA). Fetter Meeresfisch wie Lachs, Hering, Thunfisch enthält EPA und DHA, ALA ist hauptsächlich in hochwertigen Pflanzenölen wie Lein- oder Hanföl enthalten. Im Hinblick auf die fortschreitende Schwermetallbelastung von Meeresfischen bieten diese gut schmeckenden Öle eine natürliche und bekömmliche Omega-3-Quelle (Hanföl ist allerdings länger haltbar als Leinöl!). Aber Achtung: Der Bedarf an pflanzlichem Omega 3 kann bis zu viermal höher sein als an jenem aus Meeresfischen. Der Körper muss das pflanzliche Omega 3 nämlich umwandeln, was bei Omega 3 aus Fischen nicht nötig ist.

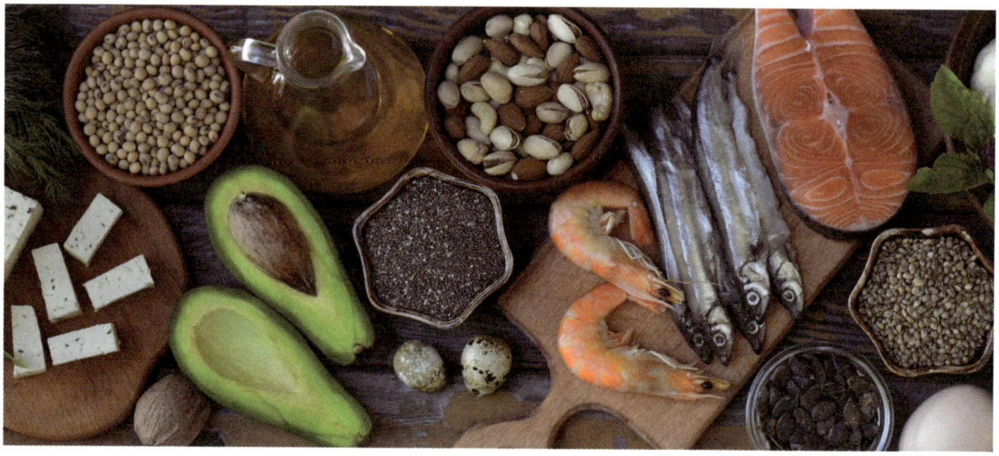

Omega 3 gehört aufgrund seiner Bedeutung für die Gesundheit zu den beliebtesten Nahrungsergänzungsmitteln: Die Menschen in Europa leiden an einer notorischen Unterversorgung mit diesen mehrfach ungesättigten Fettsäuren. Das Ungleichgewicht ist unter anderem auf den hohen Fleischkonsum zurückzuführen.

Optimale Verhältnisse

Das Verhältnis „Omega-3-Fettsäuren zu Omega-6-Fettsäuren" sollte in der menschlichen Ernährung maximal 1:5 betragen. Im Hanföl sind diese beiden Omega-Fettsäuren in genau diesem optimalen Verhältnis vorhanden.
Liegt das Verhältnis deutlich über 1:5, erhöht sich das Risiko von Herzerkrankungen, Bluthochdruck oder Rheuma drastisch (in den westlichen Ländern liegt es meist bei 1:15!).

Die antientzündliche Wirkung der Omega-3-Fettsäuren ist anerkannt und gut dokumentiert. In direktem Zusammenhang damit steht eine gesteigerte Zellleistung und eine Verbesserung der Blutfettwerte. Derartige Effekte reduzieren das Risiko für chronisch-inflammatorische Erkrankungen, wie Herzkrankheiten, Diabetes Typ 2, Krebs oder Alzheimer.

Omega 3 kann sich positiv auf die Leistungsfähigkeit auswirken und kommt deshalb auch im Sport zum Einsatz – wegen seiner antientzündlichen Wirkung beispielsweise zur Vorbeugung von Muskelentzündungen. Es werden auch immunstabilisierende und sauerstoffsparende Effekte postuliert. Die Leistungssteigerung durch Omega 3 erfolgt nicht direkt, sondern über die antiinflammatorische und immunstabilisierende Wirkung.

Ölsäure

Den Großteil der einfach ungesättigten Fettsäuren im Hanföl macht die Ölsäure aus (etwa 14 Prozent des Fettsäurespektrums). Aufgrund ihrer Struktur ist sie eine sogenannte Omega-9-Fettsäure. Weil Ölsäure oxidationsunempfindlich ist, macht sie das Hanföl relativ lange haltbar, sofern es lichtgeschützt gelagert wird (Olivenöl besteht übrigens zu einem Großteil aus Ölsäure).

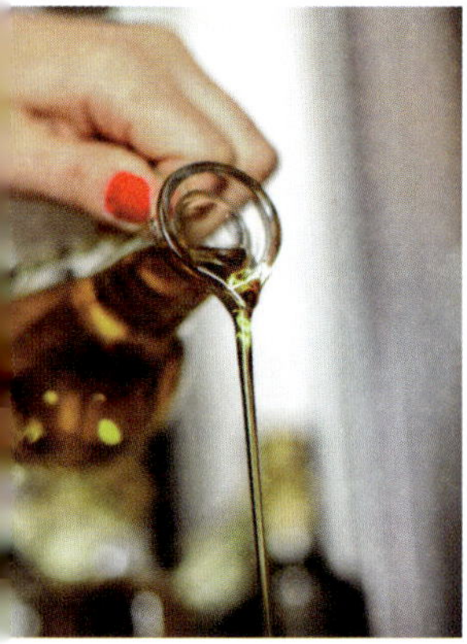

Die Qualitätsunterschiede bei Hanföl

Die Farbe des Hanföls unterscheidet sich je nach Herstellungsart. So ist kalt gepresstes Öl gelblich grün, warm gepresstes dagegen eher dunkelgrün. Kalt gepresst darf sich Hanföl übrigens auch dann nennen, wenn es nach dem Austreten aus der Presse abgekühlt wird (siehe Seite 67).

Ein qualitativ hochwertiges Hanföl schmeckt frisch-nussig bis grasig-krautig. Weil sich die Sortenvielfalt der Hanfpflanzen auch im Geschmack niederschlägt, sind jedoch deutliche Geschmacksunterschiede erkennbar.

Bitteres Hanföl bzw. Hanföl mit einem leicht bitteren Nachgeschmack wurde zu heiß gepresst oder ist bereits ranzig. Wird das Hanföl in einer dunklen Flasche und gekühlt gelagert, beträgt die Haltbarkeit etwa sechs bis neun Monate.

Dünsten und dämpfen mit Hanföl

Hanföl hat einen niedrigen Rauchpunkt, er liegt bei etwa 165 °C. Da sich bei einer höheren Temperatur die Fettsäuren zersetzen, sollte das Öl nicht zum Braten oder Frittieren verwendet werden. Unbedenklich ist dagegen die Nutzung von Hanföl zum Dünsten und Dämpfen.

Wie wird Hanföl hergestellt?

Will man aus den Hanfnüssen ein hochwertiges Hanföl gewinnen, muss man sorgfältig vorgehen. Hanf ist grundsätzlich eine robuste Pflanze, sie hat aber auch empfindliche Seiten. Nach der Ernte müssen die Hanfnüsse innerhalb weniger Stunden getrocknet werden, da ansonsten eine Peroxidation einsetzt. Mit anderen Worten: Die Hanfnüsse werden leicht ranzig. Diese Ranzigkeit macht sich allerdings erst im fertigen Öl bemerkbar – durch „Fehltöne" und einen herben, eventuell bitteren Geschmack.

Tipp: ein Löffel täglich

Hanföl mit frischem Zitronensaft, morgens auf nüchternen Magen eingenommen, reinigt Leber und Galle. Mischen Sie dazu einen Teelöffel frischen Zitronensaft mit einem Esslöffel kalt gepresstem Hanföl. Hanföl passt auch hervorragend zu kräftigen Salaten, Kartoffelgerichten und Suppen!

Durch ihre feste Schale sind Hanfnüsse vor Umwelteinflüssen wie Sauerstoff und Sonnenlicht geschützt. Zur Ölgewinnung müssen sie in der Ölmühle mechanisch gepresst werden – dies geschieht in einer Schnecken- oder Stempelpresse. Eine Stempelpresse arbeitet zwar langsamer, liefert aber mit Abstand die beste Qualität. Diese Presse arbeitet ohne nennenswerte Erwärmung des Presskuchens, die wertvollen Inhaltsstoffe der Hanfnuss bleiben erhalten. Das Schneckenpressverfahren liefert eher eine mindere Ölqualität. Generell ist die Qualität bei dieser Art der Pressung aber stark davon abhängig, wie die Presse eingesetzt wird. Es gibt auch gute Öle aus Schneckenpressen.

Qualitativ hochwertiges und vor allem sauberes Öl herzustellen, erfordert viel Know-how, Erfahrung und Leidenschaft. Ohne hierbei die industrielle Herstellung zur Gänze zu verurteilen, Profit und maximale Ausbeute spielen für die meisten eine wichtigere Rolle als unantastbare Qualität. Es gibt nur wenig wirklich gute Hanföle. Als Endkunde muss man sich auch hier in erster Linie auf seine sensorische Wahrnehmung verlassen.

Was heißt kalt gepresst?

Das Siegel „kalt gepresst" heißt nicht unbedingt, dass das Hanföl wirklich kalt gepresst wird. Es darf während der Pressung sogar auf über 60 °C erwärmt werden (für Oliven- oder Nussöl gelten hier zum Beispiel andere Temperaturvorgaben). Das Siegel garantiert nur, dass das Öl nach der Pressung abgekühlt und nicht raffiniert wurde.

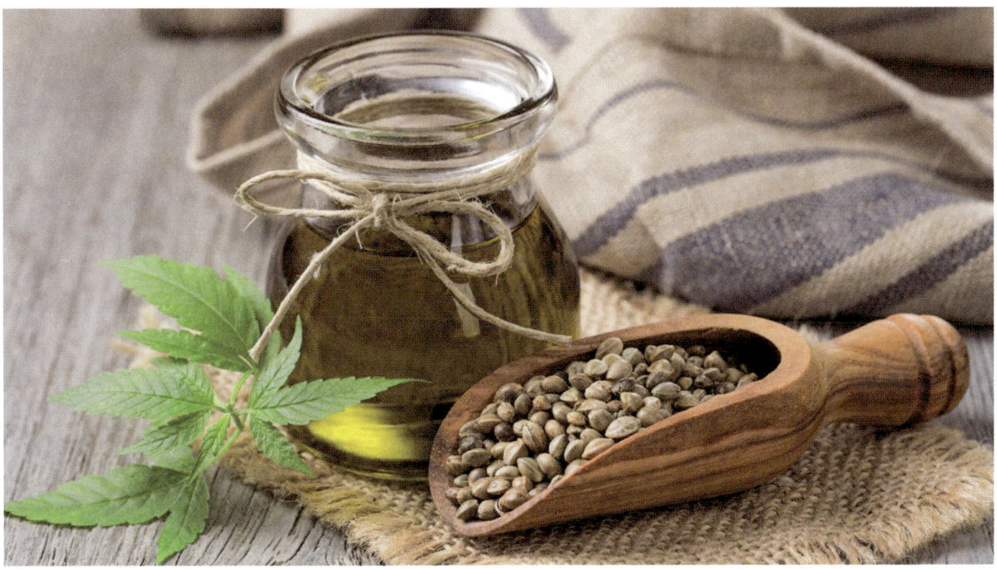

Exkurs: Hanföl in der Kosmetik

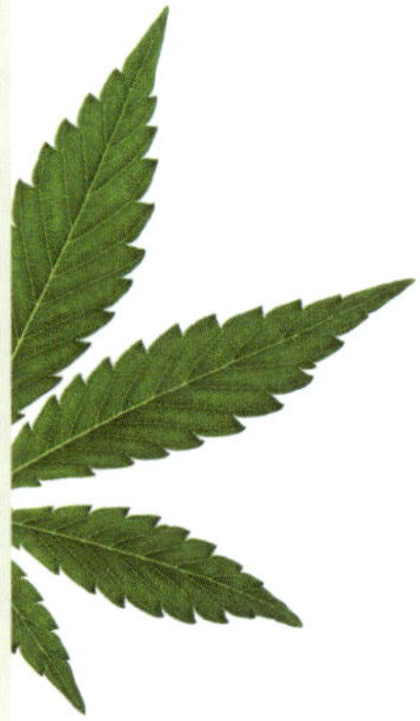

Viele Naturkosmetikhersteller vertrauen auf Hanföl, da es wegen des Anbaus ohne Pflanzenschutzmittel keine giftigen Rückstände enthält.

Die im Hanföl enthaltene Alpha-Linolensäure besitzt hohe Gleiteigenschaften, die das Öl sehr haut- und haarfreundlich machen. Aus diesem Grund wird es gerne in Kosmetikprodukten eingesetzt, vor allem in Produkten für eine raue, entzündliche oder schuppende Haut.

Weil es vor Austrocknung und Hautrissen schützt, einen übermäßigen Feuchtigkeitsverlust verhindert und ein sehr guter „Weichmacher" ist, findet es auch in Massageölen, Salben, Cremes, Seifen und Shampoos Verwendung. Die Gamma-Linolensäure im Hanföl trägt ebenfalls zur äußeren medizinischen Pflege der Haut bei, allerdings scheint hier die orale Aufnahme wesentlich effektiver zu sein, weil die Säure so in den Blutkreislauf gelangen kann.

Hanfprotein

Hanfmehl bzw. Hanfprotein wird aus dem Presskuchen, der bei der Gewinnung von Hanföl übrig bleibt, hergestellt – quasi als „zweites" Produkt der Pressung. Die Trennlinie zwischen Mehl und Protein wird unterschiedlich gezogen –oft wird die Unterscheidung am Proteingehalt festgemacht: Enthält der Presskuchen über 50 Prozent Eiweiß, so gilt er als Hanfprotein, enthält er weniger, als Hanfmehl. Wir halten uns an diese Trennlinie: Im Folgenden beschäftigen wir uns vor allem mit dem ganz besonders eiweißhaltigen Hanfprotein und im Speziellen mit seinem Aminosäureprofil (zu den Fettsäuren siehe Hanföl).

Proteine im Allgemeinen

Proteine sind hochmolekulare komplexe Naturstoffe, die sowohl in tierischen als auch in pflanzlichen Lebensmitteln vorkommen. Sie enthalten neben Kohlen-, Wasser- und Sauerstoff auch rund 16 Prozent Stickstoff und stellen die einzige Stickstoffquelle in der Ernährung des Menschen dar. Proteine bilden lange Ketten aus ihren kleinsten Bausteinen, den Aminosäuren.

Bausteine des Lebens

Aminosäuren sind organische Verbindungen, die auch als Bausteine für das Eiweiß im menschlichen Körper vorkommen – man könnte von „Lebensbausteinen" sprechen.

Aminosäuren, die ein Organismus benötigt, jedoch nicht selbst herstellen kann, heißen essentielle Aminosäuren und müssen mit der Nahrung aufgenommen werden. Die für den Menschen essentiellen Aminosäuren sind Valin, Methionin, Leucin, Isoleucin, Phenylalanin, Tryptophan, Threonin und Lysin. Je höher die Proteinqualität der Nahrung ist, d. h. je mehr körpereigene Proteine daraus gebildet werden können, desto niedriger ist der Proteinbedarf.

Zurzeit sind 20 Aminosäuren bekannt. Die jeweilige Kombination dieser Aminosäuren entscheidet über Funktionsweise und Aufgabenschwerpunkt eines Proteins: Der Körper baut sich aus den einzelnen Aminosäuren nämlich körpereigene funktionelle oder strukturelle Proteine zusammen, zum Beispiel die Immunproteine des Immunsystems oder aber Muskel-, Organ- und Bindegewebe.

Je nach Funktion wird also unterschieden zwischen

- Strukturproteinen (Gewebe, Haare, Haut etc.) und
- Funktionsproteinen (Immunsystem, Aufgaben im Blut usw.).

Alles da!

Alle Aminosäuren, die der menschliche Körper benötigt, aber nicht selbst herstellen kann, sind im Hanfprotein zu finden.

Biologische Wertigkeit

Enthält ein Lebensmittel alle notwemdigen Aminosäuren in ausreichender Menge, hat es eine hohe biologische Wertigkeit. Als Referenzprotein gilt das Hühnereiweiß. Es enthält alle essenziellen Aminosäuren in optimaler Zusammensetzung. Seine biologische Wertigkeit wird daher auf 100 gesetzt.

Die Mengen der einzelnen Aminosäuren im Hanfprotein können schwanken, wie sie das in allen Naturprodukten tun (es müsste also nach jeder Ernte ein neuer Wert errechnet werden). Lysin ist die sogenannte limitierende Aminosäure im Eiweiß des Hanfes, d. h. jene Aminosäure, die in zu geringer Menge vorhanden ist und somit die Qualität des Eiweißes begrenzt. In der Ernährungswissenschaft wird die Proteinqualität stellvertretend auch als biologische Wertigkeit bezeichnet, im Hanfprotein schwankt diese in der Regel zwischen 80 und 87.

Zur Veranschaulichung des Systems der biologischen Wertigkeit

Ein Zulieferer (Nahrungsprotein) liefert dem Autohersteller (Körper) Bauteile (Aminosäuren), die dieser benötigt, um seine eigenen Autos (Proteine) zu bauen. Sein Ziel sind 100 Autos (Hühnerei). Fehlt aber beispielsweise von einem Bauteil die Hälfte (limitierende Aminosäure), kann nur die halbe Menge an Autos gefertigt werden. Die übrigen Teile sind dann wertlos. Die halbe Menge der Autos entspricht sozusagen einer biologischen Wertigkeit von 50.

Hanfprotein wird von den Verfechtern der Milchprotein-Präparate meist belächelt (zum Molke- bzw. Whey-Protein siehe auch Seite 81). Aussagen wie „Hanf hat eine zu geringe biologische Wertigkeit“ oder „Hanfprotein ist ein minderwertiges Protein“ hören wir vom „melkenden“ Mitbewerb des Öfteren.

Das System der biologischen Wertigkeit hat durchaus seine Berechtigung und liegt wissenschaftlichen Erkenntnissen zugrunde. Allerdings werden, wenn man sich nur an der biologischen Wertigkeit orientiert, viele Faktoren unberücksichtigt gelassen – beim Hanfprotein etwa die Tatsache, dass es eigentlich aus zwei Proteinen besteht: zu 65 Prozent aus Edestin und zu 35 Prozent aus Albumin. Und gerade das in großer Menge vorhandene Edestin ist ein besonders wichtiger Faktor, der unbedingt berücksichtigt werden sollte.

Edestin – einzigartig im Hanfprotein

Edestin ist ein für den menschlichen Organismus sehr gut verträgliches pflanzliches Speicherprotein, das nur in den Hanfnüssen bzw. Hanfsamen zu finden ist.

Speicherproteine von Pflanzen umfassen eine Gruppe von Proteinen, die während der Samenbildung produziert und in den Samen gespeichert werden, um folglich den Embryonen während der Keimung als Stickstoffquelle zu dienen. Die meisten dieser Speicherproteine werden aufgrund ihres chemischen Aufbaus als Globuline bezeichnet.

Auch Proteine des Blutplasmas werden den Globulinen zugeordnet, rund 40 Prozent der im menschlichen Blutplasma befindlichen Proteine gehören in diese Gruppe. Edestin-Strukturen ähneln also den Strukturen im menschlichen Blut. Im Vergleich: Molkeprotein besteht zu ca. 45 Prozent aus Beta-Lactoglobulin. Es wird zusammen mit Alpha-Globulin am häufigsten mit Milchallergien in Verbindung gebracht (nicht zu verwechseln mit Lactoseintoleranz). Ein möglicher Grund

Kaum „Abfälle“

Wegen seiner großen Ähnlichkeit mit den menschlichen Globulin-Proteinen im Blutplasma kann Edestin besonders gut und schnell vom Körper verwertet werden. Dieser kann es aufnehmen, ohne übermäßig viele „Abfälle“ zu erzeugen, die Organe wie Niere oder Leber belasten würden.

Abfälle entstehen zum Beispiel durch falsch synthetisierte oder falsch „gefaltete“ Proteine, d. h. Proteine, die nicht „fehlerfrei“ funktionieren.

dafür ist, dass es in der menschlichen Muttermilch keine Proteine gibt, die diesem Beta-Lactoglobulin ähneln. Vieles deutet darauf hin, dass die Struktur des Hanfproteins für den Menschen wesentlich verträglicher ist. Globuline übernehmen im Blutplasma viele Aufgaben, etwa als Transportproteine, als Energielieferanten oder als Enzyme bei der Regulierung des pH-Wertes. Immunglobuline beispielsweise haben als Antikörper die Hauptaufgabe, eindringende Fremdkörper aller Art abzuwehren.

Edestin weist zudem einen sehr hohen Gehalt an (L-)Arginin und (L-)Methionin auf (der Buchstabe L weist darauf hin, dass es sich um die natürliche Form der Aminosäure handelt).

- **L-Arginin**

Hanfprotein enthält von Natur aus mehr Arginin als sämtliche anderen pflanzlichen Proteinquellen (ca. sechs Gramm auf 100 Gramm) und etwa doppelt so viel wie Molkeprotein-Präparate. Die Aminosäure ist für wesentliche Körperfunktionen unumgänglich, sie ist eine Vorstufe von Stickoxid und hat drei Hauptaufgaben im menschlichen Organismus.

1. L-Arginin sorgt dafür, dass Stickoxid in die Adern der Muskulatur gelangt und diese entspannt. Durch die Entspannung erweitern sich die Gefäße und die Durchblutung wird verbessert. Ein gegebenenfalls erhöhter Blutdruck wird reguliert und damit das Herz entlastet.
2. L-Arginin verhindert die Verklebung der Thrombozyten, also jener Blutplättchen, die bei der Blutgerinnung nach einer Verletzung des Gefäßsystems eine wichtige Rolle spielen. Dadurch reduziert sich die Gefahr, dass Ablagerungen zu einer Verkalkung der Adern führen. Diese wichtige Funktion von L-Arginin ist besonders bei einem Herzinfarkt oder Schlaganfall nützlich.

3. L-Arginin regt wegen seiner gefäßerweiternden Wirkung die Ausschüttung des Wachstumshormons aus der Hirnanhangdrüse an, was sich positiv auf den Eiweiß-, Fett- und Kohlenhydratstoffwechsel auswirkt. So wird etwa durch die erhöhte Aminosäureaufnahme, gesteigerte Proteinsynthese und verzögerte Oxidation von Proteinen das Muskelwachstum gefördert. Auch sorgt L-Arginin für eine Unterstützung der Fettverbrennung sowie die Erhöhung der Blutglukose-Konzentration und Insulinausschüttung (es wirkt als Insulin-Antagonist bei der Glukoseaufnahme in Körperzellen).

Achtung: Ein Übermaß an Arginin kann die Bildung von Fieberblasen fördern.

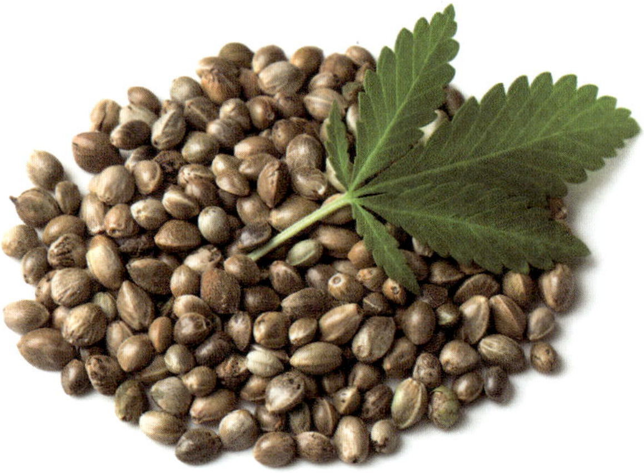

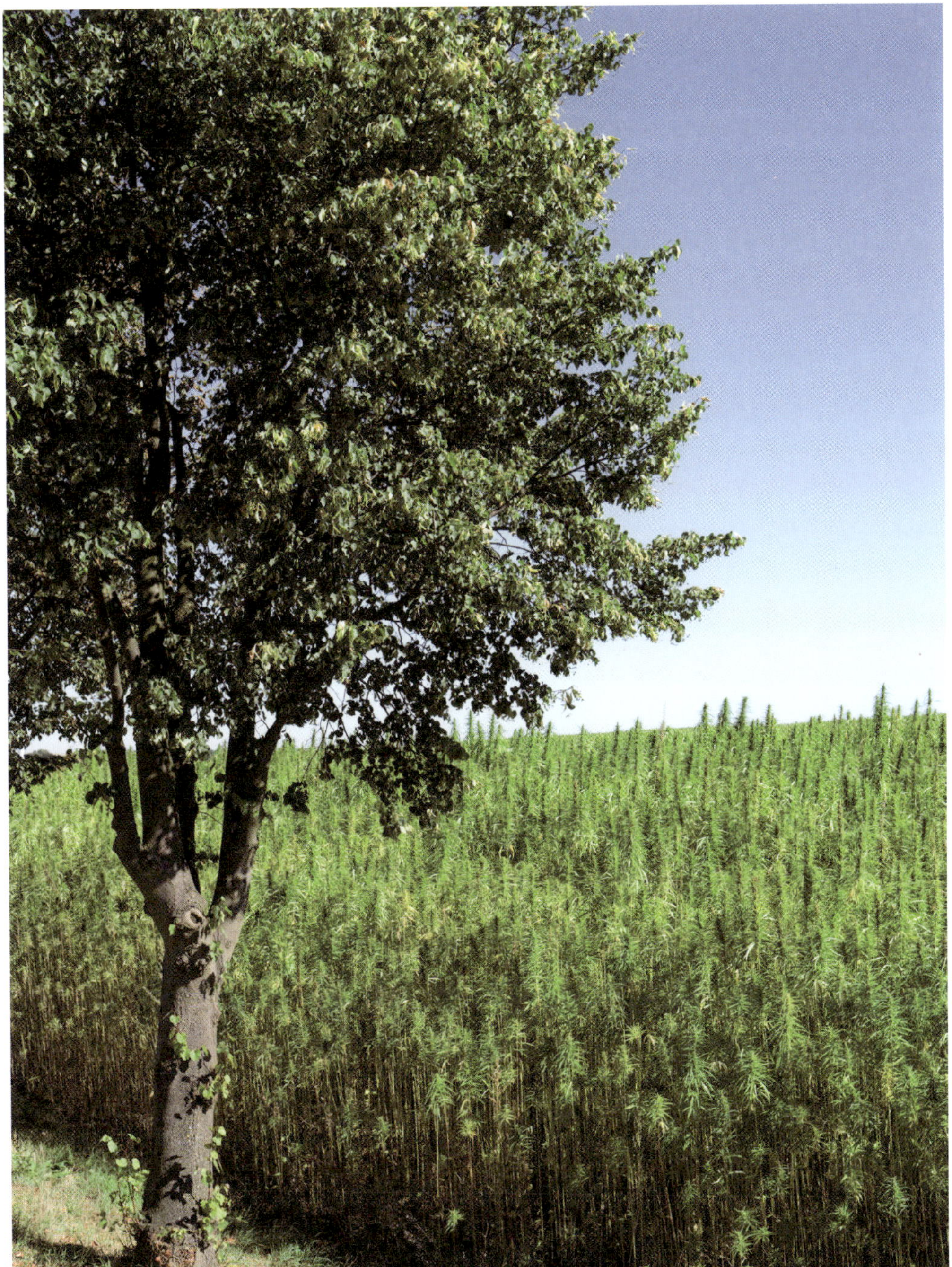

Aktiv auf eine ausreichende Versorgung achten

Mit zunehmendem Alter verliert der menschliche Körper die Fähigkeit, aus der Nahrung ausreichend L-Arginin zu gewinnen. Man sollte daher immer aktiv auf eine ausreichende Zufuhr achten – ein bis zwei Hanfshakes pro Tag sorgen für eine gute Versorgung. Aminosäuren wie L-Arginin als Nahrungsergänzung sind für Profisportler vieler Disziplinen längst ein Muss.

Die Wirkung dieser Aminosäure wird übrigens verstärkt, wenn sie in Kombination mit der Aminosäure L-Citrullin eingenommen wird. Citrullin findet sich vor allem in der Wassermelone.

- **Methionin**

Die schwefelhaltige essentielle Aminosäure spielt eine wichtige Rolle bei vielen Körperfunktionen. Erwiesenermaßen ist sie an der Bildung vieler proteinhaltiger Substanzen beteiligt und sorgt außerdem für die Bereitstellung von Schwefel. Dieser wird nicht nur für die Bindung und Ausscheidung toxischer Schwermetallverbindungen, also für die Entgiftung, benötigt, sondern kann auch den pH-Wert im Urin in den sauren Bereich verschieben, sodass es seltener zu Blasenentzündungen und anderen Harnwegsinfekten kommt. Methionin ist auch wesentlich für die Aufnahme und Bioverfügbarkeit von Selen und Zink.

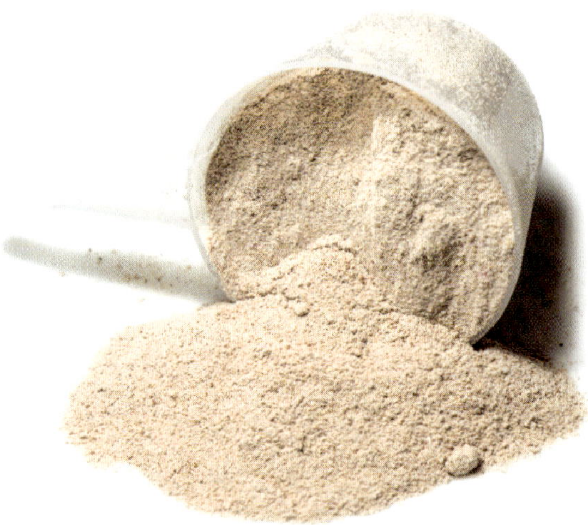

Bedarf mit Hanfprotein decken

Der tägliche Bedarf an Methionin wird von der WHO mit 13 Milligramm pro Kilogramm Körpergewicht täglich angegeben. Bei einer Person mit 75 Kilogramm können rund 165 Gramm Hanfprotein mit einem Proteingehalt von ca. 50 Prozent diesen Bedarf decken.

Albumin

Albumin ist ein hochwertiges Protein, das dem Eiweiß eines Hühnereis sehr ähnlich ist. Im Gegensatz zu diesem bietet es allerdings den großen Vorteil, dass es pflanzlichen Ursprungs ist. Albumin ist das Protein mit der höchsten Konzentration im Blut, es macht rund 50 Prozent des Proteingehaltes im Blutplasma eines gesunden Menschen aus. Albumin dient im Blut auch als Transportprotein für viele kleinmolekulare Verbindungen wie zum Beispiel für Calcium, Magnesium, freie Fettsäuren, aber auch für Medikamente. Für den menschlichen Körper ist es besonders leicht verdaulich.

Zur Verdaulichkeit von Hanfprotein

Es ist wissenschaftlich anerkannt, dass das Hanfprotein ein hochwertiges und leicht verdauliches Präparat ist. In einem gesunden Magen-Darm-Trakt wird es rasch aufgespalten – was man vor allem daran merkt, dass es sehr schnell einen harntreibenden Effekt hat. Blähungen werden durch Hanfprotein in der Regel nicht hervorgerufen. Die Verdaulichkeit von Hanfprotein ist aber nicht bei allen Produkten gleich und hängt von verschiedenen Faktoren ab. Die Sortenwahl spielt hier eine Rolle, Qualität und Art der Verarbeitung sind ebenfalls von entscheidender Bedeutung. Bei entsprechender Sorgfalt im Verarbeitungsprozess kann Hanfprotein sein gesundheitsförderndes Potenzial allerdings voll ausschöpfen. Wir wollen im Folgenden dennoch auf die in der Hanfpflanze vorkommenden Hemmer (Inhibitoren) des Verdauungsenzyms Trypsin und auf die Phytinsäure eingehen – und zeigen, warum sie „nicht ins Gewicht fallen".

- **Trypsin-Inhibitoren**

Tests zeigen, dass Schale und Kern der Hanfnuss sogenannte Trypsin-Inhibitoren enthalten (Trypsin ist eines von vielen Verdauungsenzymen). Die Inhibitoren verlangsamen die Proteinverdauung, indem sie die Aktivität der Verdauungsenzyme blockieren. Die durchschnittliche tägliche (westliche) Kost enthält etwa 330 Milligramm an Trypsin-Inhibitoren, zu einem Drittel kommen sie aus tierischen Lebensmitteln, zu zwei Dritteln aus pflanzlichen. Bei einer rein vegetarischen und veganen Ernährungsform ist dieser Wert entsprechend höher.

Nicht nur schlecht

„Verdauungshemmer" sind nicht von vornherein schlecht! Einer gewissen Dosis an Trypsin- bzw. Chymotrypsin-Inhibitoren wird sogar eine krebshemmende und antioxidative Wirkung nachgesagt.

Trypsin-Inhibitoren kommen hauptsächlich in Getreide und Hülsenfrüchten vor – die Sojabohne enthält sogar fünf verschiedene solcher Enzymblocker, die nur durch eine starke Hitzebehandlung eliminiert werden können. Im Vergleich zur Sojabohne und auch zum herkömmlichen Weizen- und Roggenmehl enthält der Hanfpresskuchen relativ geringe Mengen dieser Verdauungshemmer.

Zudem haben Tierversuche gezeigt, dass bis zu 90 Prozent der Trypsin-Inhibitoren ohnehin ausgeschieden werden – nur etwa zehn Prozent können intakt absorbiert werden und zeigen dann mehr oder weniger ihre Wirkung. Derzeit geht man jedenfalls davon aus, dass Inhibitoren bei normalen Ernährungsgewohnheiten keine gesundheitsschädlichen Effekte ausüben.

Dennoch ist es in unseren Augen wünschenswert, die Trypsin-Inhibitoren im Hanfprotein so gering wie möglich zu halten. Wer eine gute Hanfsorte wählt, kann viel dazu beitragen. Trocknungswärme und spezielle Methoden der Schalenentfernung tun dann das Übrige und verringern den Anteil der Inhibitoren auf ein Minimum. Apropos Schale: Bei ganzen Hanfnüssen ist zwar der Schalenanteil sehr hoch, allerdings sind die enthaltenen Verdauungshemmer hier nicht von großer Bedeutung: Hanfnüsse im Ganzen werden nicht in so großen Mengen konsumiert wie Hanfprotein. Grundsätzlich sind Hanfnüsse dank dem „vollständigen" Fettgehalt äußerst gesund – und können in viele Rezepte integriert werden.

- **Phythinsäure**

Bei dieser Säure handelt es sich um einen sekundären Pflanzenstoff, der vornehmlich in den äußeren Randschichten von Getreide (insbesondere also im Vollkornmehl), in Hülsenfrüchten, Erdnüssen und anderen Samen vorkommt – auch in der Hanfnuss ist sie enthalten.

Die phosphathaltige Phytinsäure dient dem Keimling als Energiequelle. Aber so gut sie für den Keimling auch sein mag, für den Menschen ist sie es nicht zwingend: Die Säure kann die Aufnahme von Mineralstoffen wie Calcium und von Spurenelementen wie zum Beispiel Zink hemmen und deren Verwertbarkeit mindern. Es ist also auch aus diesem Grund besonders wichtig, den Schalenanteil des Hanfproteins so gering wie möglich zu halten. Ähnlich wie Weißmehl und

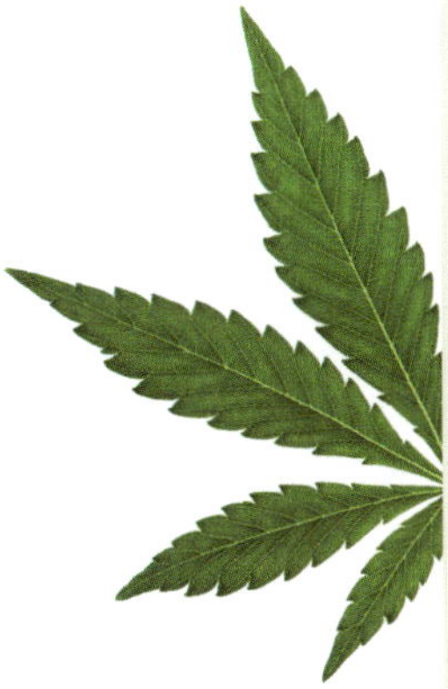

Hanfprotein als Wundermittel gegen Muskelkrämpfe?

Die empfohlene Magnesium-Tagesdosis für Frauen liegt bei 300 Milligramm und für Männer bei 400 Milligramm, Sportler sollten doppelt so viel zu sich nehmen. 40 Gramm Hanfprotein können je nach Belastung zwischen 40 und 80 Prozent des täglichen Magnesiumbedarfs decken.

Einige Kunden mit Anfälligkeit für Muskelkrämpfe haben uns berichtet, dass sie bereits ab der erstmaligen Einnahme von Hanfprotein nicht mehr unter Krämpfen litten – diverse Magnesiumpräparate hätten hingegen keine Linderung gebracht. Eine ältere Dame hatte zum Beispiel nach einer Unterschenkelamputation mit nächtlichen Krämpfen im Oberschenkel zu kämpfen. Mit der Einnahme von Hanfprotein traten diese Krämpfe nicht mehr auf. Wurde das Hanfprotein weggelassen, kamen sie jedoch wieder. Ein älterer Herr und begeisterter Hobby-Rennradfahrer konnte seinen Muskelkrämpfen mit Magnesiumpräparten nur bedingt entgegenwirken (nahm er zu viel Magnesium zu sich, war auch Durchfall ein Problem), erst das Hanfprotein brachte wirklich Hilfe.

Tipp: Wenn sie Hanfprotein gegen Muskelkrämpfe einsetzen wollen, sollten sie auf einen möglichst geringen Schalenanteil achten, um die Menge an der tendenziell mineralstoffhemmenden Phytinsäure so gering wie möglich zu halten.

polierter Reis enthält Hanf nach Entfernung der Randschicht keine bis wenig Phytinsäure.

Chlorophyll im Hanfprotein

Chlorophyll wird auch das „grüne Blut" genannt, da es mit dem menschlichen Blut (Hämoglobin) nahezu identisch ist, lediglich ein einziges Atom unterscheidet die beiden. Der grüne Pflanzenfarbstoff steckt praktischerweise von Natur aus auch im Hanfprotein. Er wird mit vielen positiven Effekten im menschlichen Körper in Verbindung gebracht und soll unter anderem für eine bessere Sauerstoffanreicherung im Blut sorgen sowie eine reinigende und entgiftende Wirkung haben (diese Aussagen können jedoch – noch – nicht durch entsprechende Studien belegt werden).

Bioaktive Verbindungen im Hanfprotein

Es ist weitgehend anerkannt und wurde in einigen Experimenten bereits nachgewiesen, dass komplexe Nährstoffe, wie Hanfprotein bzw. pflanzliche Proteine im Allgemeinen, im Magen-Darm-Trakt zu sogenannten „bioaktiven Proteinen" aufgespalten werden. Generell wird eifrig versucht, solche Peptide zu isolieren. Sie sollen gezielt gegen eine Vielzahl von Stoffwechsel- und Herzerkrankungen sowie gegen Atherosklerose helfen, eine antikanzerogene, antidiabetische und blutdrucksenkende Wirkung haben sowie den oxidativen Zelltod verhindern. Die enorme Zahl der Einsatzmöglichkeiten und die potentiellen gesundheitlichen Vorteile machen die bioaktiven Proteine jedenfalls zu einem ernstzunehmenden Forschungsthema.

Der tägliche Proteinbedarf – und wie kann ich ihn mit Hanfprotein abdecken?

„Wie viel Protein muss ich täglich zu mir nehmen, um meinen Körper ausreichend zu versorgen?" – diese Frage stellen sich viele Menschen, vor allem, wenn sie sich aus unterschiedlichsten Gründen für Hanfproteinshakes interessieren.
Freilich finden sich diesbezüglich stets Information auf der Rückseite der jeweiligen Verpackung – es sollte einem jedoch bewusst sein, dass diese Empfehlungen sehr allgemein gehalten sind und nicht für jeden gleichermaßen gelten. Es handelt sich in der Regel um generelle Verzehranleitungen, die einerseits den Zugang zum Produkt erleichtern wollen und andererseits rechtlichen Erfordernissen zu entsprechen haben.

Aber auch bei genauerer Betrachtung ist diese Frage nicht so einfach zu beantworten, selbst in der Wissenschaft gibt es hier oftmals unterschiedliche Meinungen. Die Antwort auf die Frage nach dem Wieviel heißt daher immer: „Es kommt darauf an …"

Wichtig bei der Bestimmung des persönlichen (Hanf-)Proteinbedarfs ist vor allem, welches Ziel man mit seiner Ernährung verfolgt. „Ich mache Sport und möchte meine Ernährung entsprechend anpassen", „Ich möchte meine Muskulatur aufbauen", „Ich möchte Körperfett abbauen", „Ich möchte meine Leistungsfähigkeit steigern" – die „Ausgangslage" kann sehr unterschiedlich sein, oft besteht einfach auch nur der Wunsch, sich gesünder zu ernähren.
Anhand konkreter Zielvorgaben können bereits sehr gute Empfehlungen abgegeben werden, die auf einem soliden wissenschaftlichen Fundament stehen. Um präziser zu werden, können und sollen dann noch die genetischen Aspekte der jeweiligen Person berücksichtigt werden.

Empfohlene Proteinzufuhr

Die Gesellschaften für Ernährung in Deutschland (DGE), Österreich (ÖGE) und der Schweiz (SGE) erachten für Menschen, die älter als 19 Jahre sind, eine tägliche Zufuhr von 0,8 Gramm Protein pro Kilogramm Körpergewicht als ausreichend.

Diese Empfehlungen orientieren sich lediglich an der Vermeidung eines Mangels und basieren auf einer ausgeglichenen Stickstoffbilanz. Da es keinen Zusammenhang zwischen Stickstoffbilanz und Muskelfunktion gibt, sind diese Empfehlungen aber möglicherweise nicht für maximale, durch Krafttraining induzierte Zuwächse an Muskelmasse und -kraft oder durch Ausdauertraining hervorgerufene Anpassungen der metabolischen Funktion geeignet. Die tägliche Proteinzufuhr in der angegebenen Menge ist vermutlich ausreichend für mäßig aktive Personen und daher als Minimalempfehlung zu sehen.

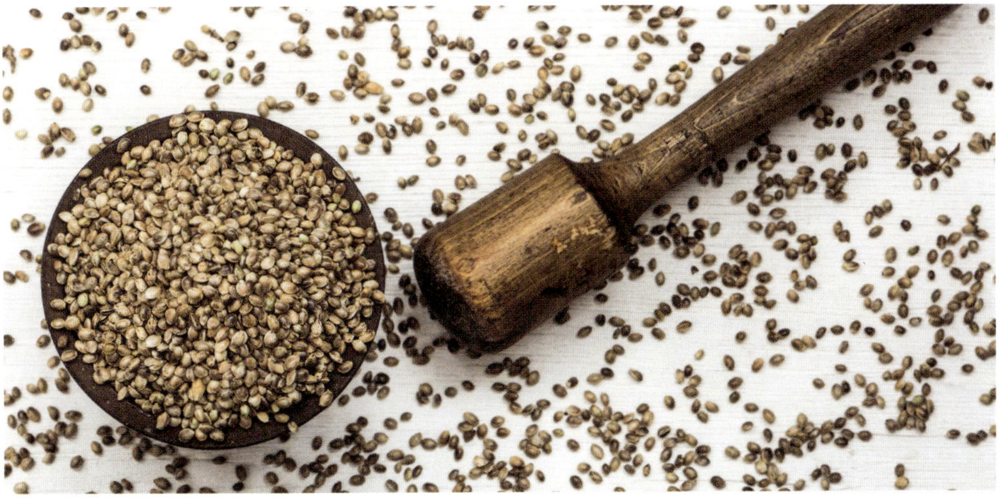

Proteinbedarf bei Krafttraining

Krafttraining führt generell zu einem Zuwachs an Muskelmasse und -kraft. Es kommt zu neurologischen und strukturellen Anpassungen in der Muskulatur, Satellitenzellen im Muskel werden aktiviert, die mit bestehenden Muskelfasern fusionieren, um das Wachstum zu unterstützen. Bereits nach wenigen Wochen Krafttraining weist der trainierte Muskel einen größeren Querschnitt auf.

Wie viel Protein nach dem Sport ist genug?

Um dies zu untersuchen, wurden gesunden und aktiven männlichen Studienteilnehmern nach einem intensiven Krafttraining Getränke verabreicht, die entweder 0,5, 10, 20 oder 40 Gramm Ei-Protein (Albumin) enthielten. Man stellte fest, dass eine Proteinzufuhr von bis zu 20 Gramm die Neubildung von Proteinen in den Muskelzellen anregt. Höhere Mengen förderten lediglich die Proteinoxidation, da Aminosäuren nur sehr begrenzt vom Körper gespeichert werden können. Es wird nun auch klar, wieso die tägliche Proteinzufuhr auf mehrere Mahlzeiten aufgeteilt werden sollte. Nicht nur aufgrund dieser Erkenntnis haben sich die schnellen und praktischen Proteinshakes in den letzten zwei Jahrzehnten, vor allem in der Fitnessbranche, etabliert.

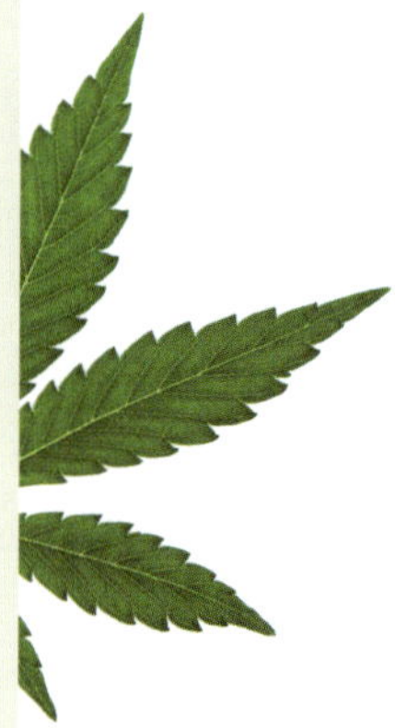

Das Thema Krafttraining und Muskelaufbau scheint mit dem Thema Proteinbedarf untrennbar verbunden – und das gilt für ältere Menschen, die ihre Muskulatur aufgrund eines Rückenleidens im Fitnessstudio stärken wollen, genauso wie für den Crossfit-Athleten. Die Zunahme von Muskelmasse, Reparaturprozesse im Muskel sowie Adaptationsvorgänge in Knochen, Sehnen und Bändern, die den mechanischen Belastungen des Trainings standhalten müssen, erfordern jedenfalls eine ausreichende Proteinzufuhr.

Das braucht der Sportler täglich

Kraftsportler (im weitesten Sinne) wie auch Ausdauersportler sollten daher darauf achten, dass die Proteinzufuhr 1,2 bis 1,7 Gramm pro Kilogramm Körpergewicht täglich beträgt. Neuere Untersuchungen deuten darauf hin, dass der Bedarf möglicherweise noch höher ist und dass 2,0 Gramm Protein pro Kilogramm Körpergewicht täglich als Minimalempfehlung für diese Gruppe gelten sollten. Auf jeden Fall ist darauf zu achten, dass die Proteinzufuhr immer auf drei bis vier Mahlzeiten oder Snacks aufgeteilt wird.

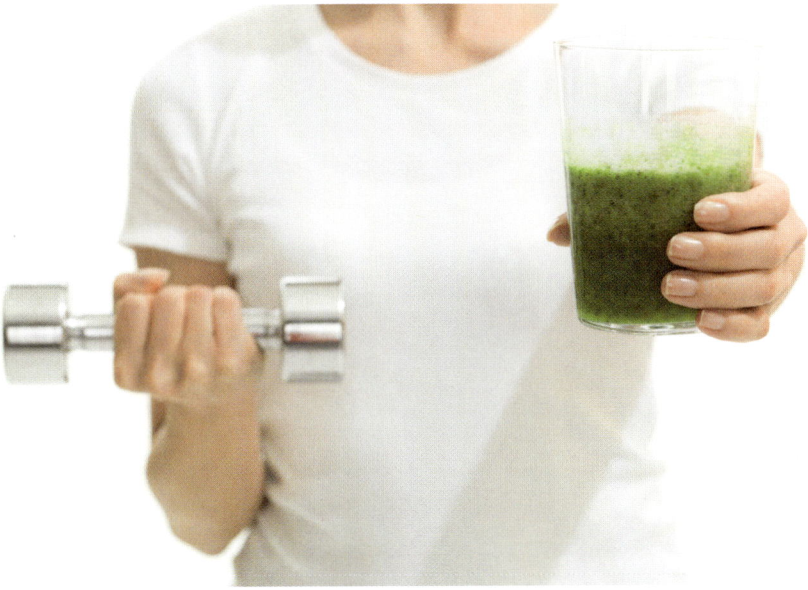

Hanfprotein versus Molkeprotein

Es gibt verschiedene Eiweißquellen, die unterschiedliche Proteinqualitäten liefern. Molke-, Kasein-, Soja-, Erbsen- und Reisprotein oder Protein aus Algenkulturen, um nur die wichtigsten zu nennen, sind am Markt erhältlich. Liefert Hanf die besseren Proteine? Eigentlich können wir diese Frage guten Gewissens einfach mit „Ja" beantworten – wir möchten zum Schluss aber kurz auf das wohl beliebteste Protein der Nahrungsergänzungsmittelindustrie, das Molke- oder auch Whey-Protein, ein Konzentrat in Pulverform, eingehen.

Der lange Weg des Molkeproteins

Welche Kuh hat die Milch geliefert? Wo wird produziert? Welche Qualitätsstandards gelten in den verarbeitenden Betrieben? Gerade bei Produkten, die oft täglich und in rauen Mengen konsumiert werden, sollte man genau über die Verarbeitungskette Bescheid wissen. Man darf sich bereits als Hersteller ausgeben, wenn man die Etikettierung vornimmt. Welche Wege das Produkt zurückgelegt hat, ist nicht bis kaum ersichtlich.

Grundsätzlich gut, aber …

Molke bzw. Süßmolke ist ein Abfallprodukt der Käseherstellung und enthält in ihrer ursprünglichen Form nur rund ein Prozent Molkeproteine. In der Wissenschaft gilt Molke durchwegs als sehr hochwertige Eiweißquelle: Molkeprotein enthält alle essentiellen Aminosäuren mit einem hohen Anteil der verzweigtkettigen Aminosäuren Leucin, Isoleucin und Valin – und ist grundsätzlich schnell verdaulich.

Doch kommen wir nun zu den weniger positiven Fakten. Um ein Produkt mit einer entsprechend hohen Proteinkonzentration zu erreichen, durchläuft die Molke diverse hochgradig industrialisierte Prozesse. Das Molkeprotein wird etwa in einem Isolationsprozess konzentriert und anschließend sprühgetrocknet – nur so erhält man ein verzehrfähiges Pulver.
Die Industrialisierung in der Milchproduktion beginnt generell schon ganz früh, die Verarbeitung unterliegt insgesamt einer Vielzahl an Schritten, man denke nur an die Hitzebehandlung durch Pasteurisierung, an Homogenisierung oder an Mikrofiltration. Diesen Verarbeitungsschritten wird der Anstieg an Unverträglichkeiten in Bezug auf Milchprodukte nachgesagt, allerdings gibt es hierfür (noch) keine wissenschaftlichen Nachweise.

Bis ein fertiges Molkeprotein-Präparat konsumiert werden kann, unterliegt das Produkt nicht nur einem aufwendigen Produktionsprozess, sondern zudem oft sehr langen Transportwegen und Lagerzeiten.

Blähungen und andere Begleiterscheinungen

In diesem Zusammenhang sei auch erwähnt, dass es Konzentrate aus Kasein, der zweiten Proteinfraktion in der Milch, gibt. Dieses Protein ist zwar schwerer verdaulich, wird aber dennoch als hochwertig angesehen und häufig bei Abnehm-Diäten zur abendlichen Einnahme empfohlen.

Die Verträglichkeit der Molke- und Kasein-Konzentrate bzw. -Isolate muss jeder für sich entdecken, doch sind Blähungen und Fäulnisprozesse im Darm mangels ausreichender Ballaststoffe keine Seltenheit. Man kann sogar behaupten, dass die Mehrzahl der Konsumenten nach der Einnahme dieser Proteine oft mit starken und übelriechenden Blähungen zu kämpfen hat (und viele deshalb auf der Suche nach Alternativen beim besser verträglichen Hanfprotein landen). Manche Produzenten oder Händler bessern ihre Produkte deshalb mit Enzymen auf, die bei der Verdauung helfen sollen (man darf sich hier seinen Teil denken). Allerdings kann man, das sollte an dieser Stelle erwähnt werden, nicht in Abrede stellen, dass es durchaus auch Menschen gibt, die Molke- und Kaseinproteine gut vertragen.

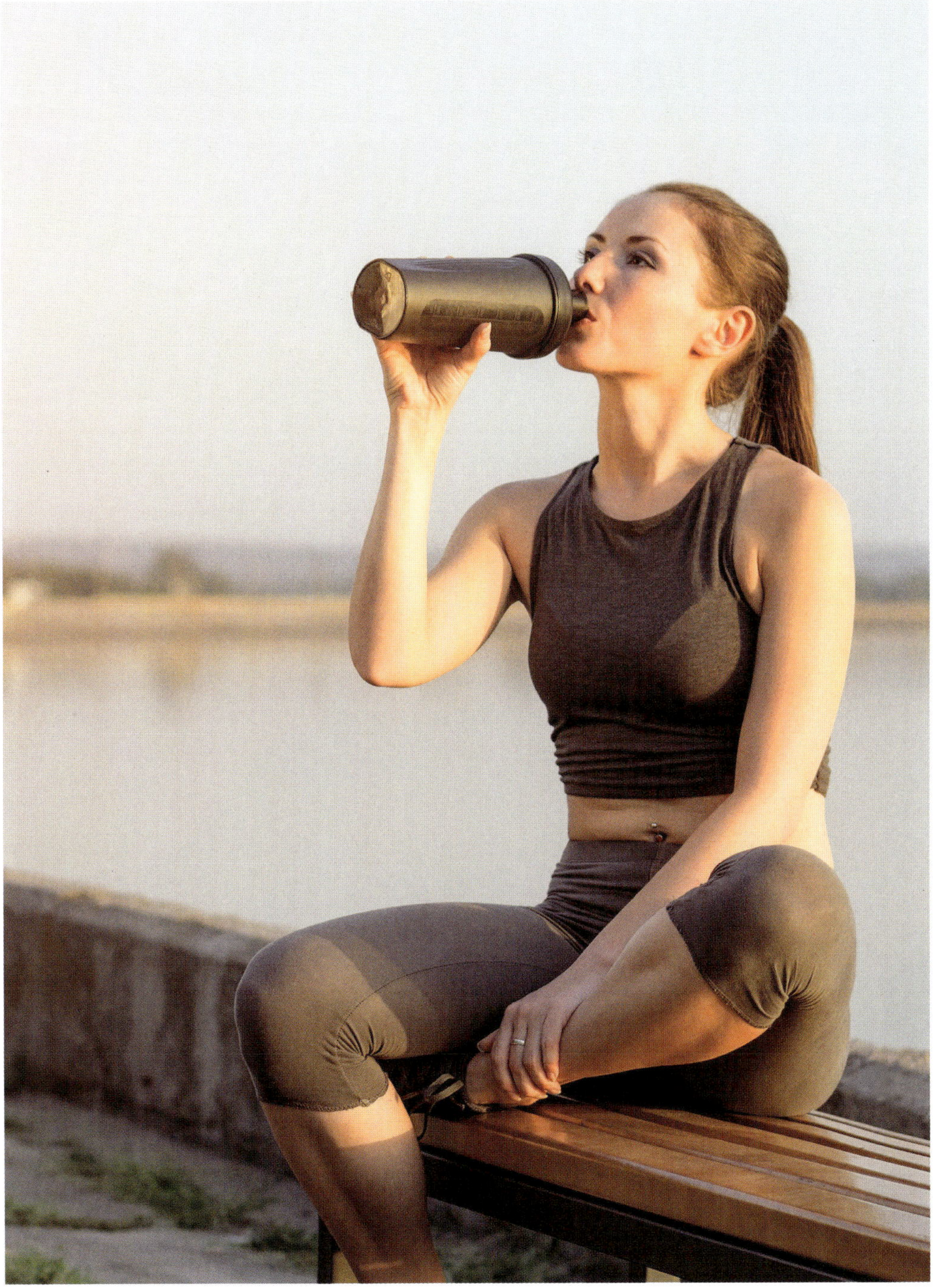

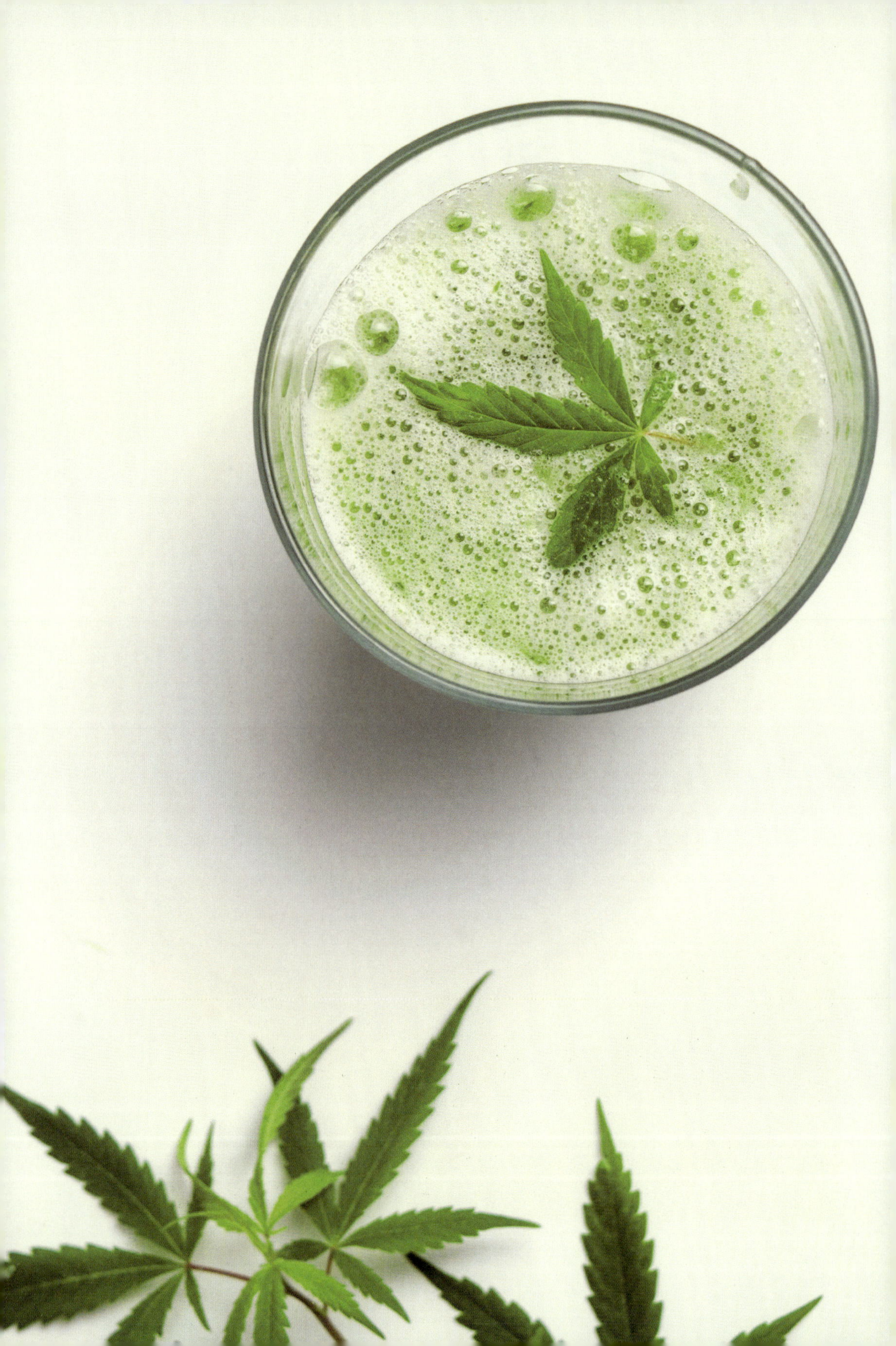

Rezepte

Smoothies und Frühstück

Immunpower-Frühstück mit Hanfbutter

Für 2 Portionen:
1 Stück Ingwer (ca. 20 g)
120 g feine Getreideflockenmischung oder Haferflocken
2 TL Ahornsirup oder etwas Kokosblütenzucker
1–2 TL Hanfbutter
(Rezept siehe Seite 112)
1 säuerlicher Apfel, in Spalten
1 Birne, in Spalten
etwas Zimt und Kurkuma

Ingwer schälen und fein reiben. Getreideflocken, Ingwer und 500 ml Wasser in einen Topf geben, aufkochen und unter Rühren 3–5 Minuten bei kleiner Hitze köcheln lassen. Mit Ahornsirup oder Kokosblütenzucker nach Bedarf süßen. Hanfbutter in einem weiteren Topf erhitzen. Apfel- und Birnenspalten zugeben und 2–3 Minuten bei kleiner Hitze dünsten. Mit Zimt abschmecken. Für eine besonders entzündungshemmende Wirkung etwas Kurkuma hinzugeben. Getreideflocken mit den Obstspalten servieren.

Gewürzporridge mit Hanf

Für 1 Portion:
40 g zarte Haferflocken
20 g Hanfprotein
300–350 ml Reismilch oder Wasser
einige Nüsse
etwas Zimt, Kurkuma, Ingwer und Kardamom

Haferflocken mit Hanfprotein und Reismilch erwärmen. Das Porridge mit Nüssen (zum Beispiel Mandeln), etwas Zimt, Kurkuma, Ingwer, und Kardamom nach Geschmack verfeinern.

Info:
Kombiniert man diverse Porridge-Varianten mit Hanfprotein, erhält man ein nahezu perfektes Verhältnis von Fett, Protein und Kohlenhydraten – und kann gut gerüstet in den Tag starten.

Tipp:
Zu diesem Porridge schmecken auch eine in feine Scheiben geschnittene Banane und etwas Honig ganz wunderbar.

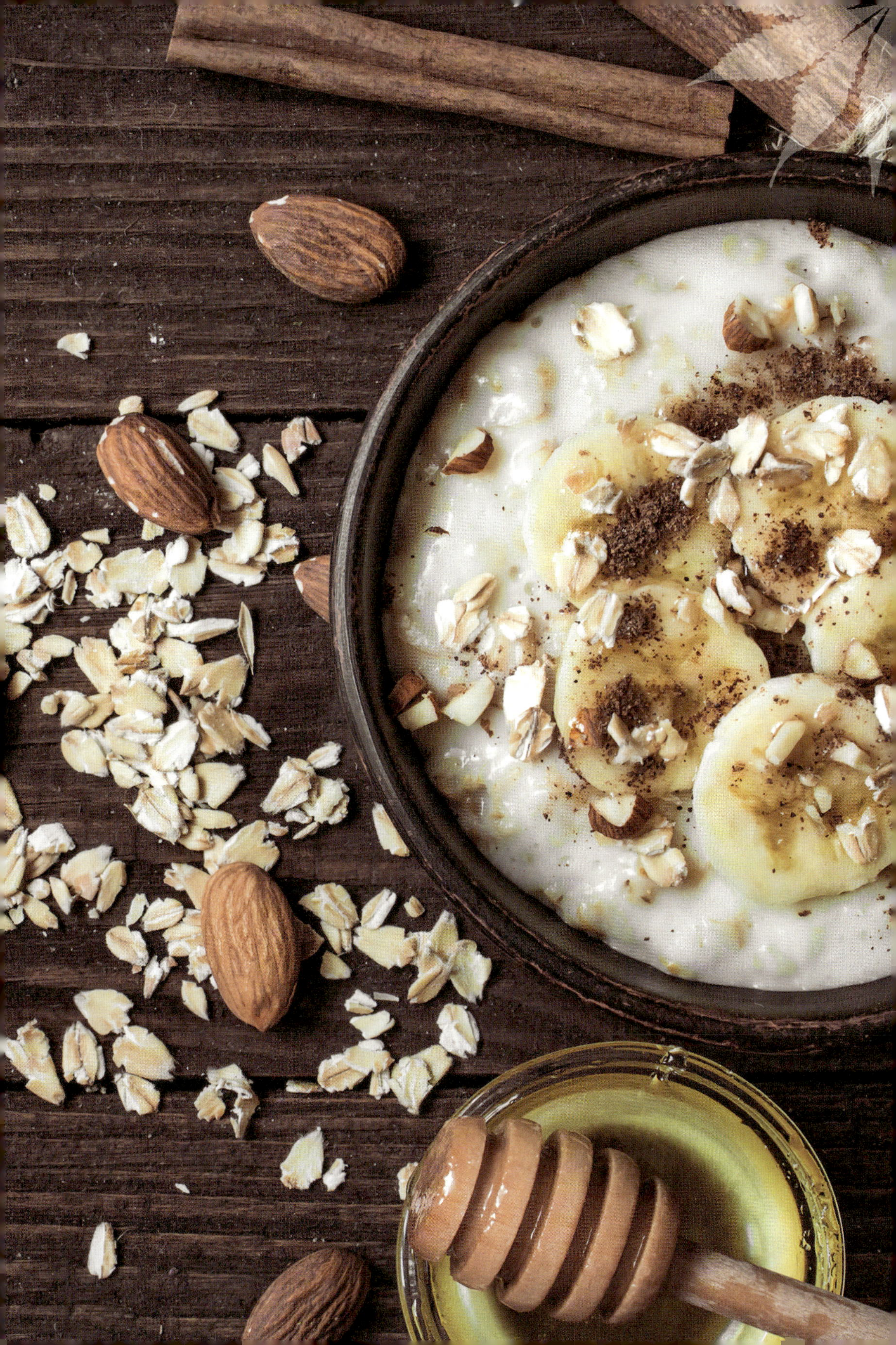

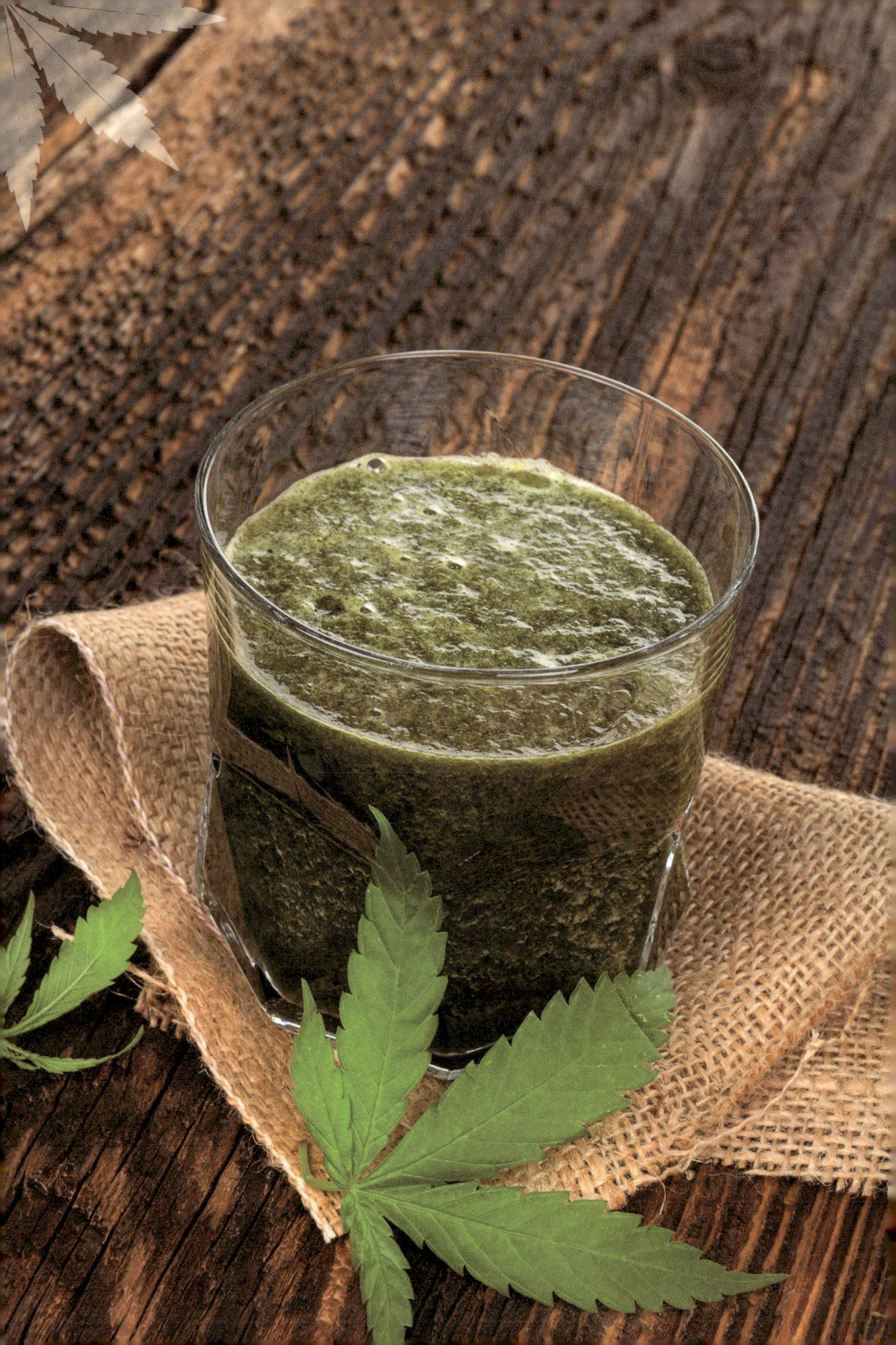

Petersilien-Spinat-Birnen-Smoothie mit Hanf

Für 2 Gläser:
40 g Petersilie
200 g Blattspinat
2 Birnen
200 ml Wasser
2 EL Hanföl
2 EL Hanfsamen
Saft von 1 Limette

Petersilie, Blattspinat und Birne waschen und in kleine Stücke schneiden, mit den restlichen Zutaten in einem Smoothiemixer fein pürieren.

Bananen-Heidelbeer-Minz-Smoothie mit Hanf

Für 2 Gläser:
3 Bananen
150 g Heidelbeeren
6–8 Minzblätter
3 EL Hanfmehl/Hanfprotein
1/2 TL Vanillepulver
1/2 TL Zimt
400 ml Wasser

Bananen schälen, Heidelbeeren und Minzeblätter gut waschen. Alles in einem Mixer fein pürieren.

Info:
Proteine haben den Vorteil, für ein längeres Sättigungsgefühl zu sorgen. Ein Hanfproteinshake sorgt also dafür, dass man weniger Hunger hat, kurbelt gleichzeitig den Stoffwechsel an und entlastet Leber und Nieren.

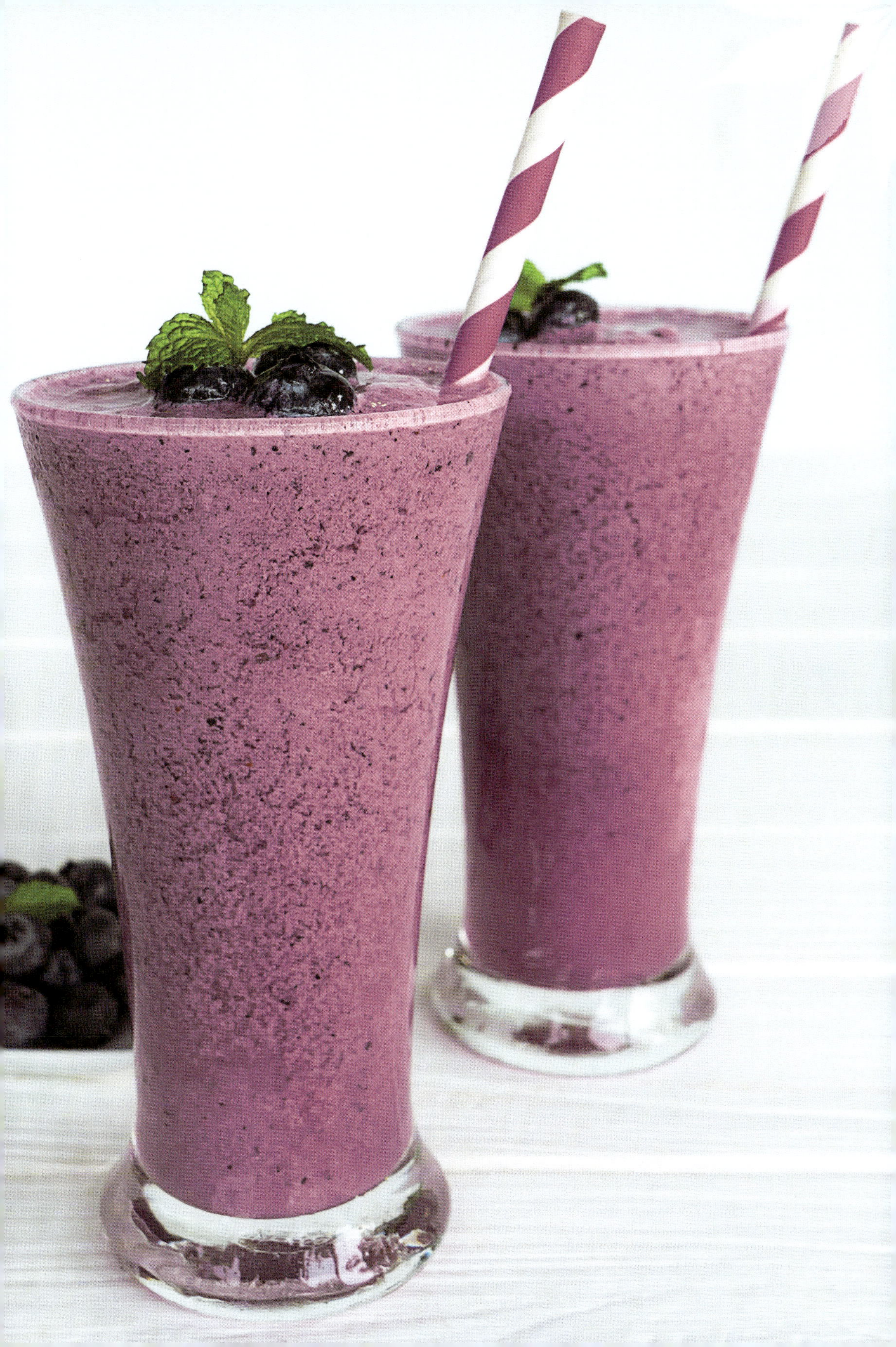

Vor-, Haupt- und Nachspeisen

Kalte Gurken-Tomaten-Suppe mit Hanfsamen und Brunnenkresse

Für 4 Portionen:
2 Salatgurken
4 grüne Tomaten
2 EL Apfelessig
Salz
30 g geschälte Hanfsamen
4 EL Hanföl
20 g Brunnenkresse
10–15 Minzblätter
Salz

Gurken und Tomaten in kleine Würfel schneiden und zusammen mit dem Apfelessig fein pürieren. Durch ein feines Sieb streichen und mit Salz abschmecken, im Kühlschrank eiskalt werden lassen.
Hanfsamen mit dem Hanfsamenöl vermischen und mit Salz abschmecken, die kalte Suppe in vorgekühlten Suppenschüsseln anrichten und mit Hanfsamen, Minzblättern und Brunnenkresse garnieren.

Tipp:
Integrieren Sie Hanföl als fixen Bestandteil in Ihren täglichen Speiseplan.

Frittierte Hanfeier auf Senfsauce

Für 4 Portionen:

Für die Sauce:
1 EL Öl
1 Zwiebel, fein gehackt
200 ml Gemüsesuppe
100 ml Weißwein
3 EL Dijon-Senf
2 EL Crème fraîche
Saft von 1/2 Zitrone
Salz
Pfeffer

Für die Hanfeier:
5 Eier (davon 1 Ei zum Panieren, verquirlt)
3 EL Mehl
1 Handvoll geschälte Hanfsamen
400 ml Rapsöl
etwas Schnittlauch, fein geschnitten

Öl erhitzen, Zwiebel darin weich dünsten, mit Suppe und Weißwein aufgießen und zugedeckt ca. 10 Minuten köcheln.
Senf und Crème fraîche untermischen. Sauce mit dem Stabmixer glatt pürieren, mit Zitronensaft, Salz und Pfeffer abschmecken.
4 Eier in siedendem Wasser 6 Minuten kochen, herausnehmen, abschrecken und vorsichtig schälen. Dann salzen und zuerst in etwas Mehl, dann im verquirlten Ei wenden, mit den geschälten Hanfsamen panieren.

Rapsöl erhitzen, die panierten Eier vorsichtig hineinlegen, in wenigen Sekunden knusprig ausbacken. Herausnehmen, auf Küchenpapier abtropfen lassen. Mit Schnittlauch garnieren und mit der Senfsauce servieren.

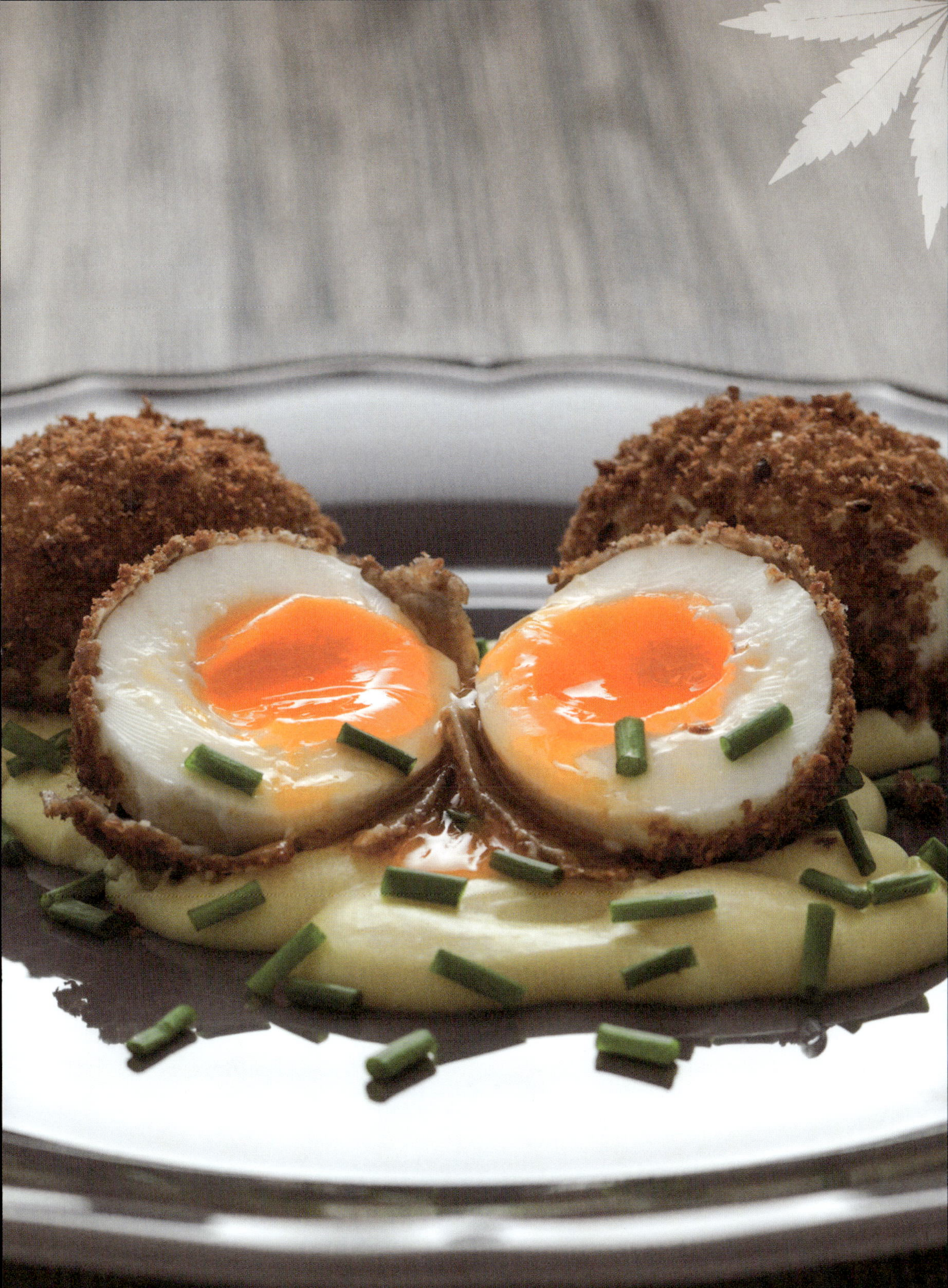

Blattsalat mit Löwenzahn, Beeren und Hanfsamen

Für 4 Portionen:
150 g gemischte Blattsalate
40 g Löwenzahn
60 g Heidelbeeren
60 g Himbeeren
60 g Hanfsamen
60 g Ribiseln (Johannisbeeren)
4 EL Leinsamenöl
8 EL Apfelessig
Salz

Salate und Früchte gut waschen und mit den restlichen Zutaten vermischen. Mit Salz abschmecken und gleich servieren.

Info:
Sie können auch ungeschälte Hanfsamen für das Rezept verwenden. Diese bestehen zu 40 bis 50 Prozent aus Ballaststoffen. Weichen Sie sie aber am besten vor dem Verzehr für einige Stunden ein, dann sind sie leichter verdaulich.

Nudeln mit Hanfpesto

Für 4 Portionen:

Für die Pasta:
500 g Nudeln nach Wahl

Für das Pesto:
3 EL Hanfsamen
30 g frisches Basilikum
2 EL Hartkäse, gerieben
100 ml Hanföl
1 Knoblauchzehe
Salz
Pfeffer
etwas Muskat

Für die Garnitur:
etwas Parmesan, gehobelt
einige Basilikumblätter zum Garnieren

Alle Zutaten für das Pesto in einen Mixbecher geben und gut pürieren. Nudeln al dente kochen und mit dem Hanfpesto vermischen.

Mit dem Parmesan und den Basilikumblättern bestreut servieren.

Hanfquiche

Für 4 Portionen:

Für den Teig:
40 g Hanfmehl
200 g Dinkelmehl
100 g Butter
etwas Salz
ca. 60 ml Wasser

Für die Füllung:
Gemüse(reste) je nach Saison und Geschmack, geputzt und in mundgerechten Stücken, z. B. Champignons, Brokkoli, Karotten, Spinat
125 ml Schlagobers (Schlagsahne)
100 g Frischkäse
2 Eier
Salz
Pfeffer
frische Kräuter zum Garnieren, geschnitten

Alle Zutaten für den Teig in eine Schüssel geben und glatt kneten – Wasser zugeben, bis der Teig eine feste und homogene Masse ist. In eine Folie packen und eine halbe Stunde kühl stellen.
Den Teig 1/2 cm dick ausrollen, in eine mit Backpapier ausgelegte Springform geben und einen kleinen Rand formen.
Backofen auf 175 °C vorheizen.

Gemüse auf dem Teigboden verteilen (der Boden sollte damit ausgelegt sein, allerdings nicht zu hoch).
Schlagobers, Frischkäse, Eier, Salz und Pfeffer verquirlen und über das Gemüse gießen. Im Backofen ca. 25 Minuten backen (wenn die Eimasse dann nicht gestockt ist, eventuell bei niedrigerer Temperatur noch etwas länger backen).

Mit frischen Kräutern bestreut servieren.

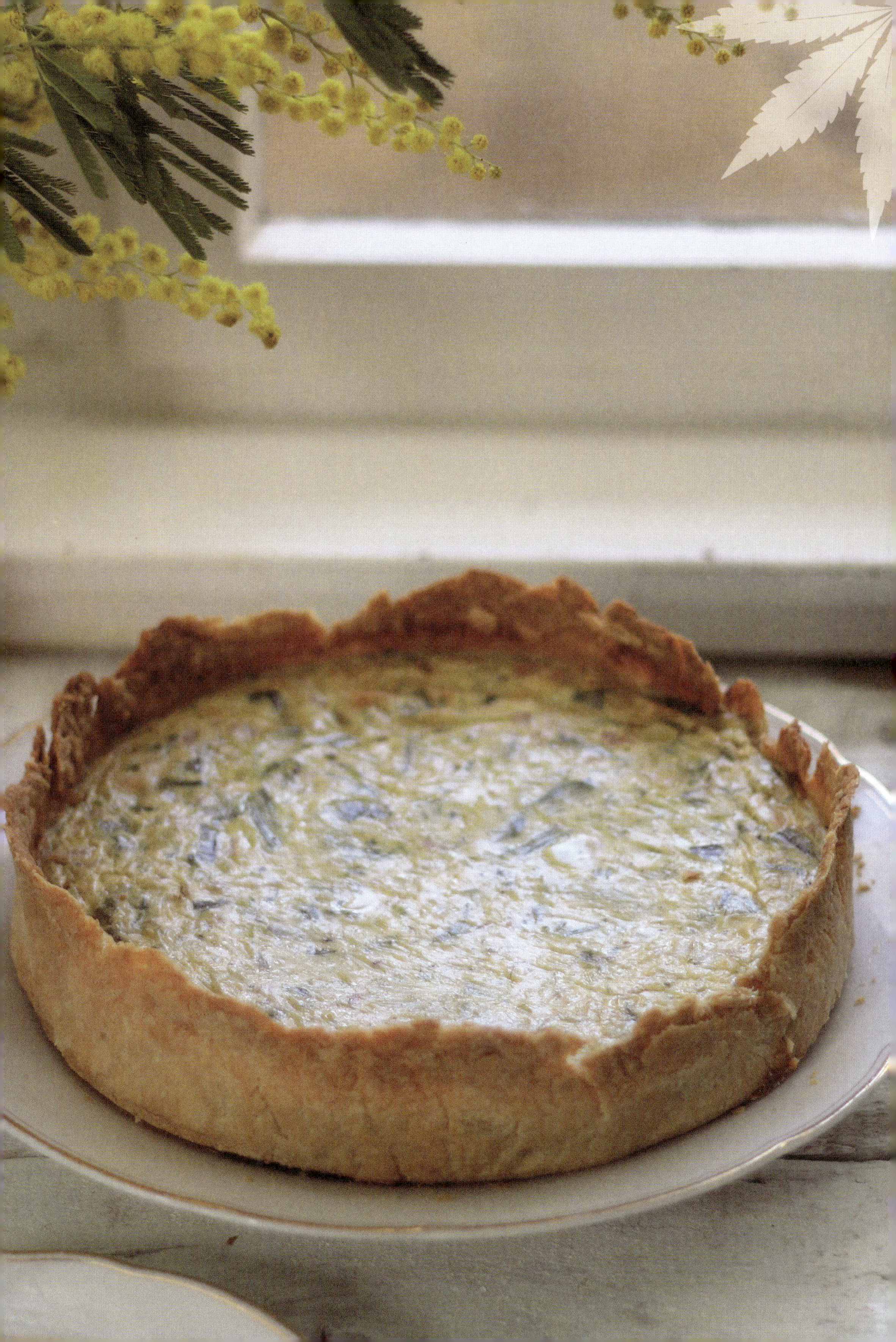

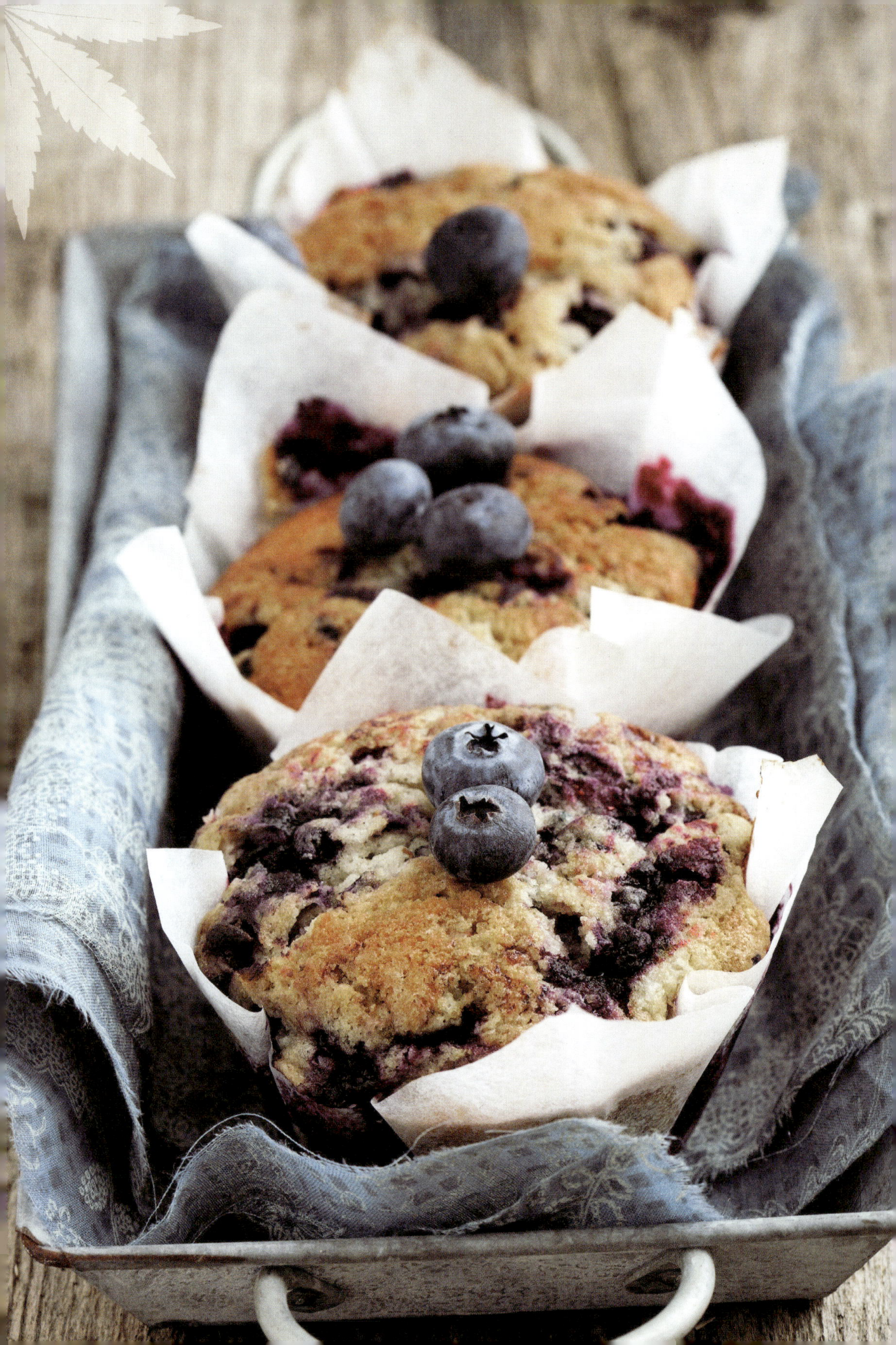

Hanf-Kürbis-Muffins mit Heidelbeeren

Für 4 Portionen:
5 Eier, getrennt
120 g Puderzucker
1 Pkg. Vanillezucker
etwas Rum
etwas Zimt
Salz
60 g glattes Mehl
1 Msp. Backpulver
60 g Hanfsamen
100 ml Kürbiskernöl
100 g Heidelbeeren

Backofen auf 175 °C (Umluft) vorheizen.
Eigelb und Puderzucker mit Vanillezucker, Rum und Zimt schaumig schlagen.
Eiweiß mit 1 Prise Salz zu Schnee schlagen.
Mehl mit Backpulver und Hanfsamen vermischen und abwechselnd mit dem Eischnee unter die Eigelbmasse heben. Kürbiskernöl und Heidelbeeren einrühren.
Die Masse in Muffinsformen füllen. Muffins im Backofen 10–12 Minuten backen.

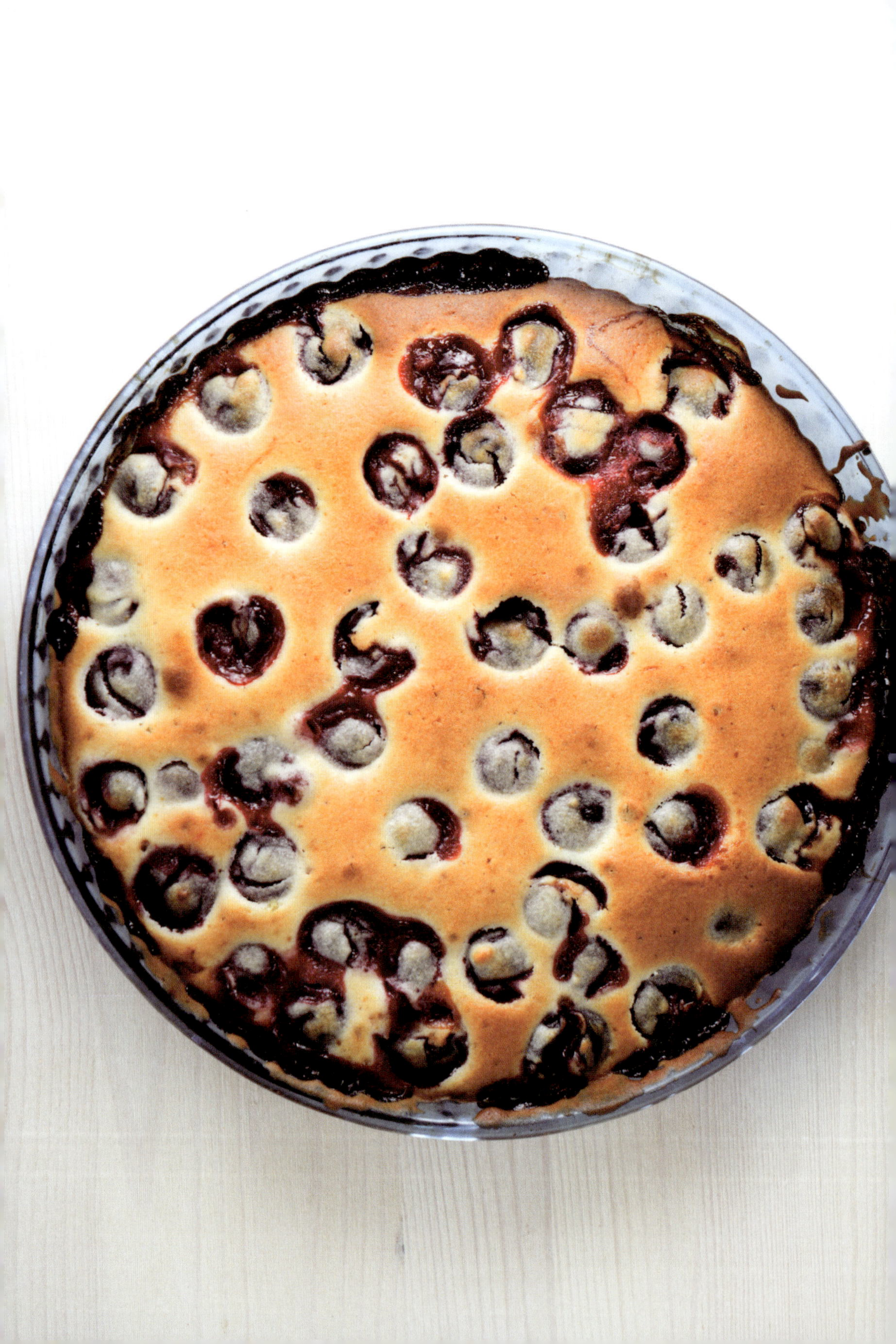

Weichselkuchen

Für 1 Kuchen:
100 g Zucker
3 Eier
25 g Butter
200 g Weizenmehl
40 g Hanfmehl
2 TL Backpulver
Saft und Schalenabrieb von 1/2 Zitrone
etwas Salz
700 g Weichseln

Backofen auf 160 °C vorheizen.
Zucker mit Eiern und Butter schaumig schlagen.
Dann nacheinander Weizenmehl, Hanfmehl, Backpulver, Zitronensaft und -schale sowie 1 Prise Salz unterrühren.
Den Teig in eine mit Papier ausgelegte Springform (Ø 24 cm) geben und die Weichseln auflegen, sodass sie zum Teil in den Teig einsinken.
Im Backofen ca. 45–60 Minuten backen (Garprobe mit einem Zahnstocher machen!).

Hanf-Schoko-Torte

Für 1 Torte:
etwas Butter und
Mehl für die Form
200 g zimmerwarme Butter
200 g Puderzucker
4 Eier, getrennt
200 g Hanfsamen
100 g Dinkelvollkornmehl
200 g dunkle Kuvertüre, gerieben
1 TL Zimt
1 TL Nelkenpulver
Saft und Schalenabrieb von 1/2 Bio-Orange

Backofen auf 160 °C vorheizen.
Eine Backform (Ø 24 cm) mit Butter ausstreichen und mit Mehl ausstreuen.
Butter mit Zucker und Eigelb sehr schaumig rühren (in der Küchenmaschine mindestens 5 Minuten, mit dem Handmixer mindestens 10 Minuten).
Hanfsamen, Dinkelmehl, Kuvertüre und Gewürze vermischen und mit Orangensaft und Schalenabrieb unter den Teig mischen.
Eiweiß zu Schnee schlagen und vorsichtig unterheben.
Masse in die Form füllen und im Backofen auf der mittleren Schiene 40 Minuten backen.

Gebäck, Essig und Öl, Butter

Hanflaib

Für 1 Laib:
6 Eier
500 g Topfen (Quark), 40 % Fett
etwas Salz
200 g gemahlene Mandeln
100 g Sonnenblumenkerne
60 g Kokosmehl
40 g Hanfmehl
40 g entöltes Leinsamenmehl
1 Pkg. Backpulver
20 g Flohsamenschalen

Den Backofen auf 180 °C Umluft vorheizen.
Die Eier in eine Schüssel schlagen und mit dem Topfen und Salz gut vermengen. Die übrigen Zutaten in einer anderen Schüssel gut vermischen. Dann mit einem Handmixer die trockenen Zutaten mit der Quarkmasse gut verrühren.
Den Teig für etwa 15 Minuten ruhen lassen. Mit feuchten Händen einen Laib formen und auf ein mit Backpapier ausgelegtes Backblech legen.
Das Brot mit dem Messer ein paar Mal einritzen und für 50 Minuten backen.

Paläo-Nussstollen

Für 1 Stollen:
100 g grob gehackte Haselnüsse
50 g grob gehackte Cashewkerne
50 g grob gehackte Walnüsse
100 g Mandelmehl
50 g Hanfsamen
100 g Leinsamen
100 g Sonnenblumenkerne
50 g Kürbiskerne
6 Eier
50 ml Hanf- oder Olivenöl
etwas Salz

Den Backofen auf 170 °C Umluft vorheizen. Alle Zutaten mit einem Löffel gut verrühren. Die Kastenform mit einem Backpapier auslegen und den Teig gleichmäßig verteilen. Etwa 60 Minuten backen. Auf einen Rost stürzen und gut auskühlen lassen.

Tipp:
Statt eines Brotes können Sie aus diesem Teig auch kleine Brötchen machen, dazu einfach den Teig in Muffinsförmchen verteilen und 35–40 Minuten backen.

Hanfhappen

Für 6 Brötchen:
125 g entöltes Leinsamenmehl
20 g Hanfmehl
15 g Süßlupinenmehl
(Achtung bei Allergie!),
alternativ Kokosmehl
25 g Flohsamenschalen
1 TL Brotgewürz
1 gehäufter TL Salz
1 TL Backpulver
25 g Hanfsamen
5 TL Apfelessig
6 Eier
120 g griechisches Joghurt

Den Backofen auf 180 ° Umluft vorheizen. Alle trockenen Zutaten gut miteinander vermischen. Alle flüssigen Zutaten miteinander verrühren. Die beiden Mischungen nach und nach gut miteinander verrühren. Dabei so lange rühren, bis ein homogener Teig entsteht (wenn der Teig zu spröde ist, noch etwas Wasser beifügen).
6 Brötchen formen und mit Abstand auf ein mit Backpapier ausgelegtes Backblech legen. Für etwa 25 Minuten backen, bis die Brötchen leicht hohl klingen.

Hanf-Apfelessig

Für 500 ml:
20–30 g getrocknete Nutzhanfblüten und -blätter
500 ml (naturtrüber) Bio-Apfelessig

Blüten und Blätter fein zermahlen und in einen Topf gegeben. Die Pflanzenteile für etwa 2 Minuten bei kleiner Flamme trocken im Topf erhitzen, gut umrühren. Den Herd ausschalten und die Pflanzenteile abkühlen lassen. Nun mit dem Essig aufgießen und im verschlossenen Topf 1 Monat an einem warmen Ort gut durchziehen lassen.
Dann den Essig durch ein feines Sieb passieren. Anschließend noch einmal durch Teefilterpapier oder ungebleichte Küchenrolle tropfen lassen, um die letzten Pflanzenpartikel zu filtern. Mit einem Trichter in eine dunkle Flasche abfüllen.

Anwendung:
Gegen Halsschmerzen 1 EL Hanfessig und 5 EL abgekühlten Hanftee vermengen und zum Gurgeln verwenden.

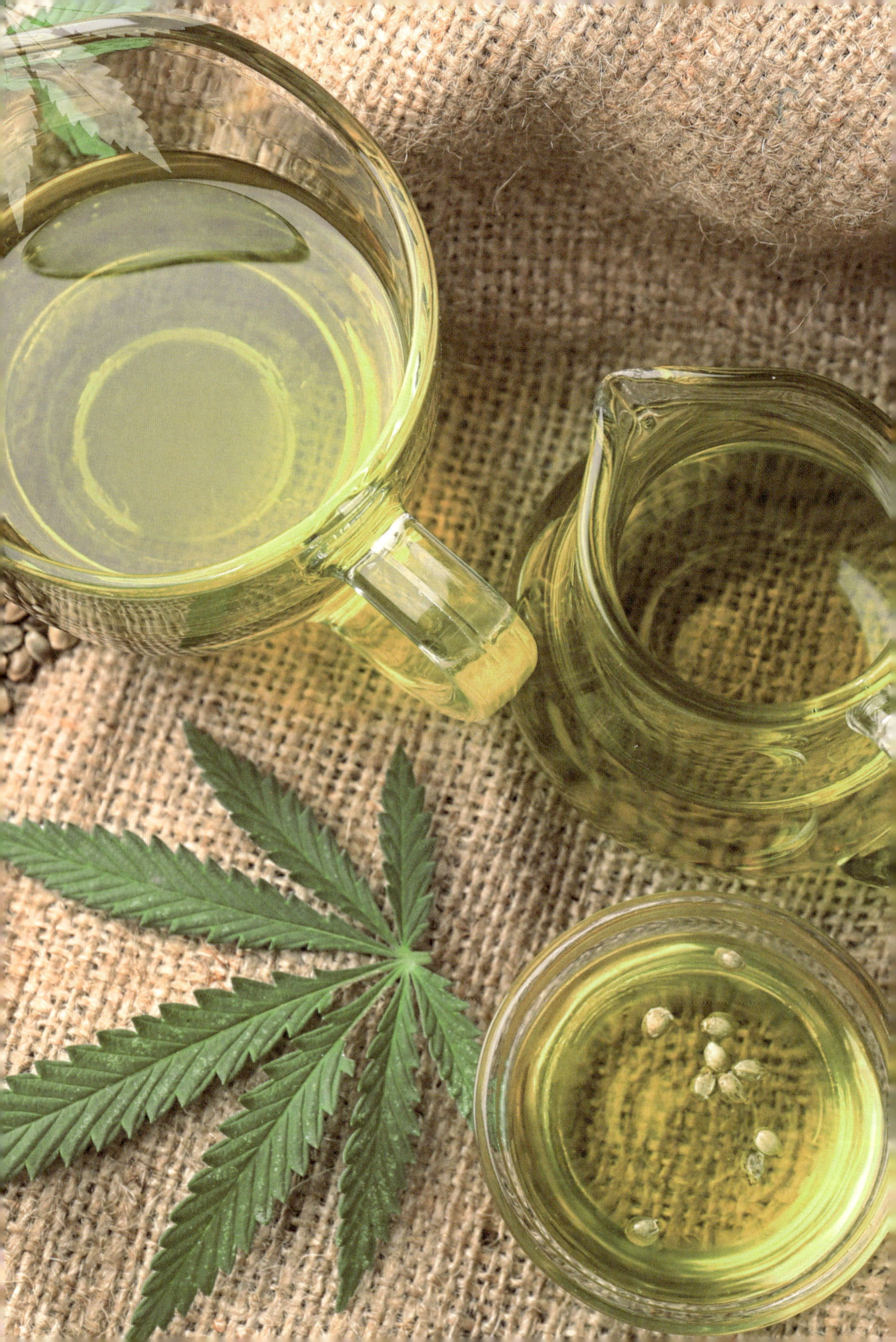

Olivenöl-Cannabis-Fusion

Für 750 ml:
30 g getrocknete Nutzhanfblüten
750 ml Olivenöl extra vergine
optional: 1 TL Sonnenblumenlecithin oder Sojalecithin

Wasser in einem Topf zum Kochen bringen. Die getrockneten Nutzhanfblüten zerkleinern und in ein 1-l-Einmachglas gegeben. Mit dem Olivenöl auffüllen. Optional das Lecithin hinzugeben und gut verrühren. Nun das Glas für ca. 1,5–2 Stunden in das kochende Wasserbad geben, leichtes Köcheln reicht aus. Dann das Öl abkühlen lassen und durch ein feines Haarsieb abseihen.

Tipp:
Ein langes und schonendes Erhitzen kann verhindern, dass wichtige Terpene und diverse Cannabinoide verdampfen oder verbrennen.

Anwendung:
Die Wirkstoffe der Nutzhanfblüte (CBD etc.) sind nach dem Kochvorgang im Olivenöl gelöst. Das Cannabis-Olivenöl kann für sämtliche Speisen und Desserts verwendet werden (die Wirkstoffe werden dann über den Darm aufgenommen) – der Kreativität sind hier keine Grenzen gesetzt.

Hanfbutter

Zutaten:
150 g getrocknete Nutzhanfblüten ohne Samen und Stiel, fein gemahlen
optional: 5 g Brennnessel- oder Hanfwurzeln, kalt gewaschen, getrocknet und fein gehackt
500 g Ghee, Butterschmalz oder Margarine (Achtung: keine „normale" Butter verwenden, das Eiweiß würde verbrennen!)

Zubereitung durch langsames Ziehen im Schongarer:
Mit dem Schongarer sorgt man dafür, dass wertvolle Wirkstoffe im Pflanzenmaterial nicht verdampfen oder verbrennen.
Schritt 1: Die fein gemahlenen Nutzhanfblüten (und ev. Wurzeln) gleichmäßig auf einem Backblech verteilen und bei ca. 100–110 °C für ca. 10–15 Minuten im Backofen trocknen. Anschließend kann das Pflanzenmaterial auch für ca. 20 Minuten in Wasser eingeweicht werden. Hierbei wird ein Teil des wasserlöslichen Chlorophylls herausgelöst, gegebenenfalls auch Schmutz und Pflanzendünger. Der „grasartige" Geschmack reduziert sich.
Schritt 2: Das Fett bei Bedarf verflüssigen. Das Pflanzenmaterial und 250 ml Wasser hinzugeben und verrühren. Anschließend für 8 Stunden bei etwa 100 °C in den Schongarer geben (Schongarer währenddessen nicht öffnen!).
Schritt 3: Die fertig gekochte Hanfbutter auskühlen lassen und durch ein feines Sieb abgießen. Die restlichen Pflanzenteile auf ein Passiertuch geben. Die Zipfel des Passiertuches zusammenlegen und mit der Hand eindrehen, um so das restliche Fett herauszupressen. Die Hanfbutter in eine entsprechend große Schüssel umfüllen und für mindestens 6 Stunden in den Kühlschrank stellen.

Schritt 4. Nach dem Abkühlen sollte sich das Wasser abgesetzt haben. Das Fett als Ganzes aus dem Gefäß entnehmen, nochmals in einem Topf verflüssigen und dabei gut umrühren. Gleich nach dem Umrühren kann die Butter in ein passendes Gefäß umgefüllt werden.
Die Pflanzenteile lassen sich noch für Tees verwenden.
Man kann auch mit einem normalen Topf nach dieser Variante arbeiten, nur muss dann immer wieder umgerührt und Wasser hinzugefügt werden.

Express-Zubereitung im Topf:
Das Pflanzenmaterial fein häckseln und wie unter Schritt 1 beschrieben in den Backofen geben – hier allerdings bei 120 °C. Danach mit einem Drittel des Fettes für ca. 5–10 Minuten auf kleiner Flamme, d. h. bei etwa 85 °C, simmern lassen (bei dieser Methode kann auch ungeklärte Butter verwendet werden). Anschließend das Pflanzenmaterial abseihen (wenn es fein gehäckselt und ohne Stängel ist, kann es auch im Fett verbleiben) und mit dem restlichen Fett vermengen.

Die Hanfbutter mit ihren wertvollen Inhaltsstoffen kann wie „normale" Butter verwendet werden.

Geklärte Butter selbst herstellen:
Butter in gleich große Würfel schneiden und in einen Topf geben. Langsam aufkochen lassen. Nach etwa 1–2 Minuten den aufsteigenden Schaum mit der Schaumkelle abnehmen (Vorsicht, die Butter kann dabei spritzen!). Den Schaum so lange abschöpfen, bis die Butter klar ist und nicht mehr sprudelt (man verliert dabei rund 1/3 der Ausgangsmenge). Alternativ kann die Butter auch durch ein Passier- bzw. Käsetuch abgegossen werden.

Pharmazeutische Rezepte

Alkoholhaltige Hanftinktur

Zutaten:
50 ml möglichst reiner Alkohol (96,5 Prozent, jedoch mindestens 70 Prozent Ethanol) – kein Isopropylalkohol!
12 g getrocknetes und fein zermahlenes Pflanzenmaterial vom Nutzhanf (Blüten und Blätter)

Die Pflanzenteile in ein Schraubglas geben und mit dem Alkohol übergießen. Bei Raumtemperatur lagern und 1–2 x täglich schütteln.
Die Flüssigkeit nach 3 Tagen durch ein Tuch oder Sieb seihen und in eine kleine braune Flasche abfüllen.
Die Pflanzenteile können erneut mit Alkohol begossen werden (die Tinktur des zweiten Aufgusses ist etwas schwächer, aber dennoch wirksam – das Harz der Pflanze ist dann in der Flüssigkeit gelöst).

Tipp:
Wenn Sie den Auszug in einer kleinen Schüssel mit breiter Grundfläche 2–5 Stunden an einem gut belüfteten, dunklen (und feuersicheren) Ort ruhen lassen, verflüchtigt sich ein Teil des Alkohols. Achtung: Für Kinder unerreichbar aufstellen!

Anwendung:
Die Tinktur hat eine beruhigende und krampflösende Wirkung. Dosierung: bei akuter Unruhe 3 x 15–20 Tropfen täglich.

Cannabisextrakt aus Nutzhanf

Zutaten:
2 l reiner Alkohol (96,5 Prozent, jedoch mindestens 70 Prozent Ethanol) – kein Isopropylalkohol!
200 g getrocknete und fein zermahlene Nutzhanfblüten

Arbeitsmaterial:

- Destilliergerät mit ca. 2 l Füllmenge (solche Geräte sind in diversen Shops problemlos für den Privatgebrauch erhältlich)
- Mundschutz für die Verarbeitung in geschlossenen Räumen
- Glas- oder Metallschüssel, Mörser oder Rührlöffel, Salatschleuder, Kanister o. Ä.
- Sieb, Kaffeefilter oder ungebleichte Küchenrolle
- Spritze, Silikon- oder Plastikverpackung für das fertige Produkt

Der schnelle Weg – vor der Destillation:
Die Pflanzenteile mit der Hälfte des Alkohols bedecken (der Alkohol sollte etwa 18 °C haben) und mit einem großen Mörser oder Holz-Rührlöffel etwa 5 Minuten in einer großen Metall- oder Glasschüssel gut durcharbeiten. Den ersten Auszug durch ein Sieb abgießen. Die Pflanzenteile wieder zurück in die Schüssel geben, mit dem restlichen Alkohol begießen und wie oben beschrieben weiterverarbeiten.

Der gründliche Weg – vor der Destillation:
Die mit Alkohol begossenen Pflanzenanteile in einem geschlossenen Behältnis 3 Tage bei Zimmertemperatur ziehen lassen. Mehrmals täglich schütteln. Den Auszug durch ein feines Sieb seihen und dann ein zweites Mal filtern – entweder durch einen Kaffeefilter oder durch eine ungebleichte Küchenrolle.
Mit Hilfe einer Salatschleuder kann auch aus gut ausgepresstem Pflanzenmaterial noch etwas Alkoholauszug gewonnen werden. Das Pflanzenbündel (im Kaffeefilter oder in der Küchenrolle) wenn möglich zusammenbinden, sodass keine Grasreste in der Schleuder herumfliegen können. Kräftig ausschleudern.

Die Destillation:
Den gesamten alkoholischen Auszug ins Destilliergerät gießen, einen Schlauch in den Auslass stecken. Gerät gut verschließen und einschalten. Den Auslass in einen Kanister o. Ä. stecken.
Nach etwa 35 Minuten ist der 2-l-Durchgang fertig – das Gerät ausschalten und abkühlen lassen (beim Öffnen auch den heraustretenden Dampf achten).

Die noch enthaltenen geringen Mengen an Alkohol können verdampft werden:
Das Extrakt mit etwas destilliertem Wasser in einen kleinen Topf geben und so lange bei geringer Hitze simmern lassen, bis keine Blasen mehr entweichen.

Für einen alkoholhaltigen flüssigen Extrakt sollte der Destillationsvorgang nach ca. 25 Minuten abgebrochen werden (ein flüssiger Extrakt ist leichter zu verarbeiten, enthält aber noch Ethanol).

Sie können den Extrakt direkt in einer Spritze aufbewahren (dann ist er auch schnell und einfach dosierbar) oder aber in einer Silikon- oder Plastikverpackung. Kurzfristig ist ein Kühlen nicht notwendig, zur längeren Lagerung kann der Extrakt eingefroren werden. Wenn Sie ihn mit Öl verdünnen (auch dann ist er einfacher zu verwenden!), lagern Sie ihn am besten dunkel.

Sicherheitshinweis:
Der Umgang mit hochprozentigem Alkohol ist feuergefährlich – arbeiten Sie daher in gut belüfteten Räumen! Und lassen Sie das Destillationsgerät nie „unbeobachtet"!

Anwendung:
Der Extrakt kann diversen Speisen zugesetzt oder in Kombination mit Speiseölen (am besten Hanföl) auch unter die Zunge eingenommen werden.

Express-Hautcreme
10 g einer beliebigen Salbengrundlage mit 1 g alkoholhaltigem Extrakt verrühren.
Hilft gegen Akne, Hautrötungen und Rosazea.

Hanfblütenwasser und Terpenöl

Um Hanfblütenwasser und Terpenöl zu gewinnen, muss zunächst ein Hydrolat hergestellt werden. Hydrolate sind Rückstände aus kondensiertem Wasser und anteiligen Wirkstoffen, die bei der Wasserdampfdestillation von Pflanzen entstehen. Beim Hanf werden nur die Terpene „mitgenommen", da sie im Gegensatz zu den Cannabinioden wasserlöslich sind. Den Terpenen werden eigenständige heilende Wirkungen zugeschrieben, sie verleihen dem Hanf seine unvergleichliche Aromenvielfalt (siehe Seite 54).

Das Herstellungsverfahren ist zwar unkompliziert, allerdings benötigt man ein paar Utensilien. Das Pflanzenmaterial wird mit Wasser in einen Destillierkolben gefüllt – durch Erhitzen entsteht Wasserdampf, der die Terpene „mitnimmt". Der Wasserdampf wird in einem separaten Gefäß aufgefangen, wo er sich wieder verflüssigt. Das ätherische Terpenöl schwimmt im Pflanzenwasser obenauf und kann dann abgeschöpft werden.

Zutaten:
Nutzhanfblüten frisch oder getrocknet, grob zerrupft
(Faustregel: 100 g frisches oder 150 g getrocknetes
Pflanzenmaterial ergeben ca. 100 ml Hydrolat)

Arbeitsmaterial:
(Glas- oder Leonardo-)Destille
Eiswürfel zum Kühlen
Thermometer
Blau- oder Braunglasflaschen zum Aufbewahren des Hydrolates
saubere Weißglasflasche
Pipette zum Abziehen des ätherischen Öles

Herstellung:
Wasser in den Wasserbehälter der Destille füllen – gerade so viel, dass der Pflanzenkorb nicht damit in Berührung kommt. Pflanzenkorb einsetzten und mit den Hanfblüten befüllen (bei feinem Pflanzenmaterial ungebleichte Küchenrolle oder grobporiges Leinen unter das Pflanzenmaterial geben). Achten sie darauf, etwas mehr Wasser als Pflanzenmaterial in die Destille zu füllen. Wenn der Pflanzenkorb zu voll ist, könnten unerwünschte Schwebstoffe der Pflanze nach oben wandern.
Nach dem Befüllen Destille schließen, zuerst mit dem Oberteil und danach mit der Kühlkuppel. Destille auf den Herd stellen und das Wasser erhitzen.

Kuppel mit ausreichend Eiswürfeln und kaltem Wasser ständig kühlen, damit der aufsteigende Wasserdampf kondensiert. Das überschüssige Kühlwasser über einen Kunststoffschlauch ableiten.
Beim Destillationsvorgang darf das Wasser nicht zu stark kochen – es sollte gerade so heiß sein, dass sich ausreichend Dampf bilden kann. Wenn Sie keine Glas-Destille haben, müssen Sie „nach Gefühl" arbeiten und auf ein leichtes Brodeln achten. Mit einem Laser-Thermometer kann auch die Temperaturkontrolliert werden (100 °C).

Das Kondensat sollte bereits nach wenigen Minuten aus dem Tropf-Röhrchen kommen (zuerst dampft es, bis es langsam zu tröpfeln beginnt) und wird in einem Messbecher aufgefangen. Den Destillationsvorgang beenden, wenn 2/3 der ursprünglichen Wassermenge im Messbecher sind. Hydrolat in Glasflaschen füllen.

Anwendung:
Das Hydrolat kann beispielsweise als Raumspray oder als Aromastoff für diverse (Hanf-) Rezepte verwendet werden.

Terpenöl
Für die Gewinnung von Terpenöl muss das Kondensat bis zum Hals in eine saubere Weißglasflasche gefüllt und das obenauf schwimmende ätherische Öl mit der Pipette abgeschöpft werden.

Anwendung:
Terpenöl ist eine wahre Cannabis-Delikatesse und kann in vielen Bereichen eingesetzt werden – so können beispielsweise Cremes, Lotionen und Massageöle damit angereichert werden. Man kann das Öl auch in einen Diffuser geben und so das Aroma von Cannabis genießen, ohne dabei psychoaktive Wirkungen zu erleben.

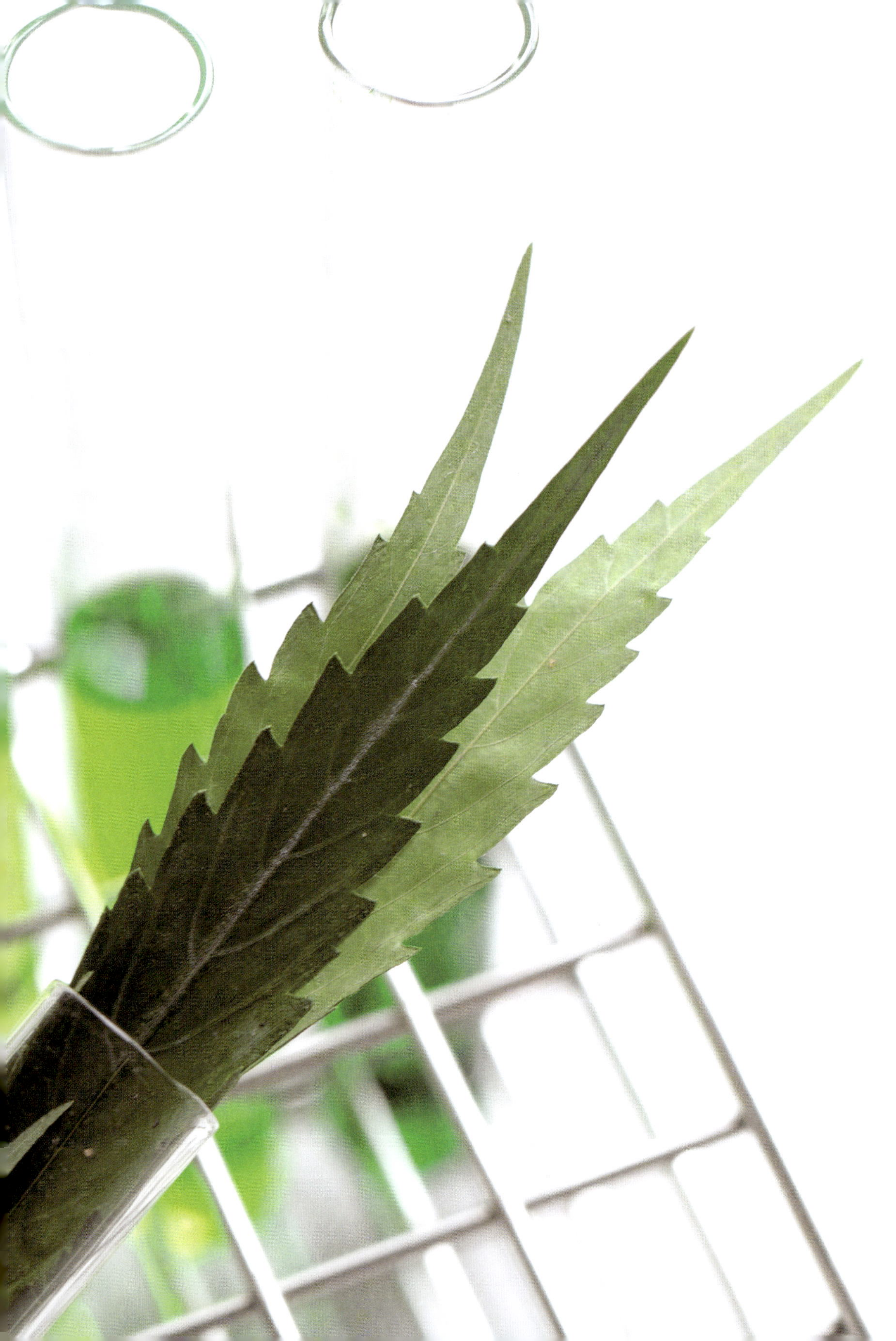

Literaturverzeichnis

Hawke, T. J.: Myogenic satellite cells: physiology to molecular biology.
In: American Physiological Society 2001 (91), S. 534–551.
Consumption of cow's milk as a cause of iron deficiency in infants
and toddlers Ekhard E Ziegler
Nutrition Reviews, Volume 69, Issue suppl_1, 1 November 2011, Pages S37–S42,
https:/doi.org/10.1111/j.1753-4887.2011.00431.x
Published:01 November 2011
"citrulline supplementation is a more effective method of increasing
L-arginine levels in the body than L-arginine supplementation" –
http:/examine.com/supplements/Citrulline/
Cormio et al. ; Oral L-citrulline supplementation improves erection hardness in
men with mild erectile dysfunction.
http:/www.ncbi.nlm.nih.gov/pubmed/21195829
Molecular characterization of edestin gene family in Cannabis sativa L.
Docimo T1, Caruso I1, Ponzoni E1, Mattana M1, Galasso I2.
https:/www.ncbi.nlm.nih.gov/pubmed/25280223

Methionine:
National Center for Biotechnology Information. PubChem Compound Database; CID=6137, https:/pubchem.ncbi.nlm.nih.gov/compound/6137 (accessed Apr. 7, 2018).

Bioaktive Proteine
https:/www.ncbi.nlm.nih.gov/pubmed/23448314
Albumin.
Authors
Moman RN1, Bhimji SS2.
Source https:/www.ncbi.nlm.nih.gov/pubmed/29083605
StatPearls [Internet]. Treasure Island (FL): StatPearls Publishing;
2018-.2017 Oct 6.
Witt, K., et al., Exercise training and dietary carbohydrate: effects on selected hormones and the thermic effect of feeding. Int j Sport Nutr, 1993. 3(3): p. 272-89.

Literaturverzeichnis

Callaway J1, Schwab U, Harvima I, Halonen P, Mykkänen O, Hyvönen P, Järvinen T. Efficacy of dietary hempseed oil in patients with atopic dermatitis. J Dermatolog Treat. 2005.

Elmadfa I, Leitsmann C. Ernährung des Menschen 5. Auflage Stuttgart: Ulmer; 2015.
Watzl, Leitzmann, Bioaktive Substanzen in Lebensmittel , 2005
T. Coste, M. Pierlovisi, J. Leonardi, D. Dufayet, A. Gerbi, H. Lafont, P. Vague, D. Raccah: Beneficial effects of gamma linolenic acid supplementation on nerve conduction velocity, Na+, K+ ATPase activity, and membrane fatty acid composition in sciatic nerve of diabetic rats. In: J. Nutr. Biochem. 10(7), 1999, S. 411–420, PMID 15539317

M. M. Engler, M. B. Engler, S. K. Erickson, S. M. Paul: Dietary gamma-linolenic acid lowers blood pressure and alters aortic reactivity and cholesterol metabolism in hypertension. In: J. Hypertens., 10(10), 1992, S. 1197–1204, PMID 1335001 Medizinische Physiologie: Kurzgefaßtes Lehrbuch der Physiologie des Menschen für Studierende der Medizin und Ärzte William Francis Ganong
Hawke, T. J.: Myogenic satellite cells: physiology to molecular biology.
In: American Physiological Society 2001 (91), S. 534–551.

A-WARE

Hanfprotein aus 100% steirischen Hanfsamen

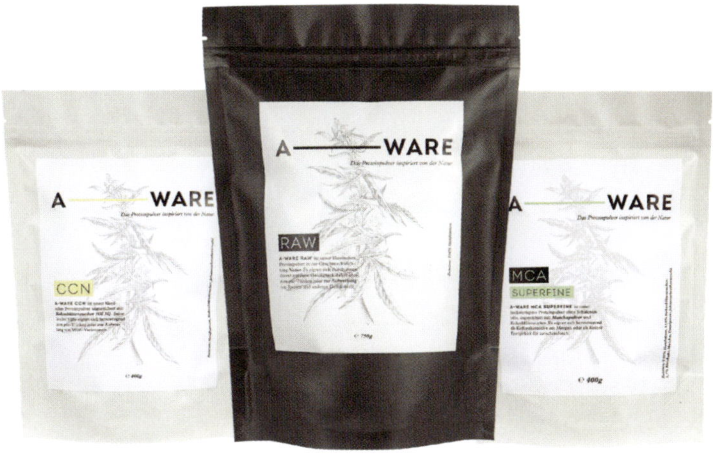

A—W

Stay connected with us!

WWW.A-WARE.AT

FACEBOOK.COM/AWARENATURALPOWER

INSTAGRAM.COM/AWARENATURALPOWER

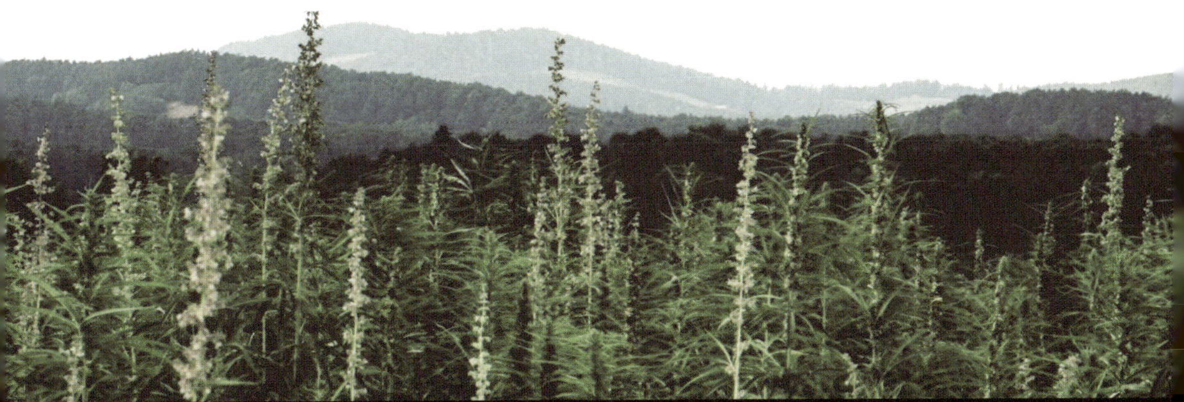

#DRINKAWARE

Mit dem Code **„HANFHEILT"** *bekommst du* **10%** *auf deinen Einkauf in unserem Online-Shop*

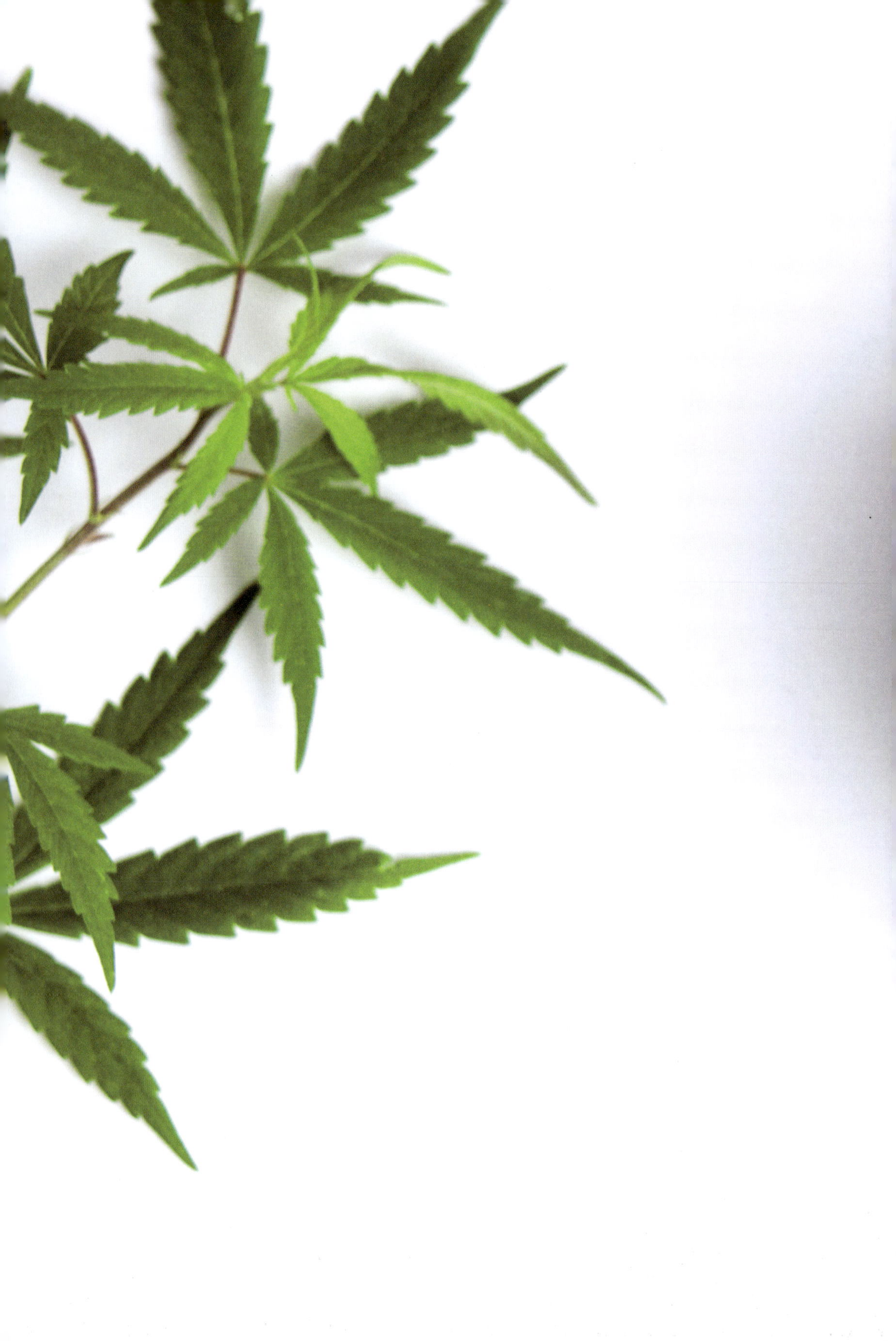

Fandler
ölmühle | 1926

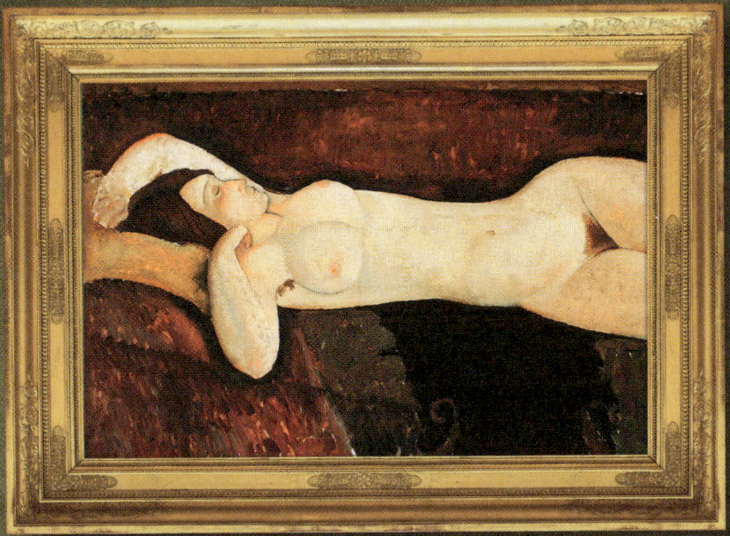

AMEDEO MODIGLIANI | LIEGENDER AKT

MEISTERWERKE IN ÖL

Seit jeher sind die größten Künstler auf der Suche nach Schönheit, um sie in einzigartigen Meisterwerken zu verewigen. Unser Tipp: eine regelmäßige Dosis Omega-3-Fettsäuren. Zum Beispiel in Form unseres wohltuenden Hanföls zur innerlichen Reinigung. Aber auch in unserem Hanfmehl finden Sie eine Portion davon – glutenfrei, zusammen mit wertvollen Ballaststoffen und pflanzlichen Proteinen. Denn wahre Schönheit entsteht dort, wo Körper, Geist und Seele in Harmonie sind.

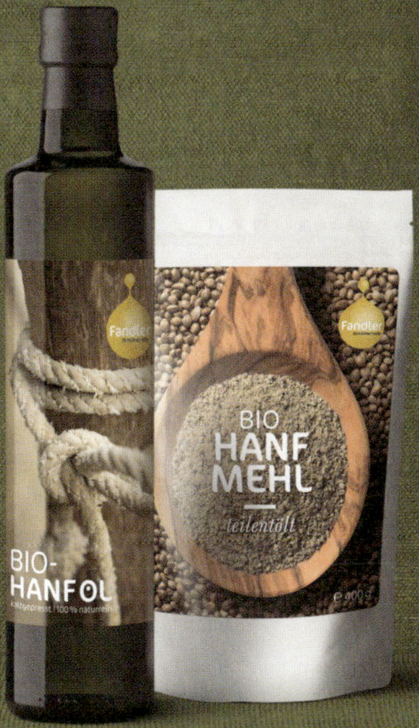

ÖLMÜHLE FANDLER | PÖLLAU | WWW.FANDLER.AT